Dr. Manuel M. Escudé

OS PRIMEIROS MIL DIAS DA VIDA DE SEU FILHO

Da gestação aos
três anos de idade

Tradução de
Juliana Caetano e Carolina Machado

Tibidabo Ediciones S.A.
Barcelona

Direitos exclusivos de edição:
© Tibidabo Ediciones, SA
Carrer Muntaner, 479
08021 Barcelona, Espanha
+34 932 126 949
tibidabo@tibidaboediciones.com
www.tibidaboediciones.com

ESCUDÉ, Manuel M.
Os primeiros mil dias da vida de seu filho: da gestação aos três anos de idade.
Trad. de Juliana Caetano e Carolina Machado. Barcelona: Tibidabo, 2012.

Segunda edição em Português: julho 2017.

Título original: Los primeiros mil días de la vida de tu hijo
ISBN: 978-84-9117-644-2

CDU: 616-053.2
CDD: 610 – Medicina e saúde
Depósito legal: B. 17643-2012
Capa: SDD

OS PRIMEIROS MIL DIAS DA VIDA DE SEU FILHO

SUMÁRIO

I.   Introdução...7
      Dados do bebê.. 11

II.   O que você deve saber sobre si mesma......................... 13
      1.Controle médico 15
      2. Alimentação.. 17
      3. Vestuário 18
      4. Trabalho 19
      5. Esporte 19
      6. Viagens... 20
      7. Banho.. 21
      8. Relações sexuais... 21

III. Normas gerais de higiene infantil 25
      1. O banho...27
      2. A roupa 31
      3. O quarto do bebê...33

IV.   A alimentação nas diferentes idades 39
      1. Amamentação...42
      2. Orientação alimentar para os quatro primeiros meses 44
      3. A alimentação de 4 a 12 meses 46
      4. A alimentação de 1 a 3 anos 49

V.   Como acompanhar o desenvolvimento físico e psicomotor
da criança..55
   1. Desenvolvimento físico 57
   2. Desenvolvimento psicomotor 66

VI.   Quais vacinas seu filho precisa tomar e quando..........................73
   Calendário de vacinação – vacinas básicas 76

VII. Como estimular a inteligência e aprendizagem de seu filho 83

VIII. Proteja seu filho de possíveis acidentes 93
   1. Transporte em automóvel 96
   2. Quedas 97
   3. Queimaduras 97
   4. Intoxicação 98

IX.   A creche é uma boa solução?...103

X.   Os mitos populares mais comuns sobre as crianças 111

XI.   A ginástica na gravidez e no pós-parto 121
   1. Ginástica durante a gravidez 123
   2. Ginástica pós-parto...125

XII. Dicas para a compra de produtos..131

XIII. Quadros anexos...143
   1. Meus registros..145
   2. Registros do bebê...149

Bibliografia 163

I. INTRODUÇÃO

A puericultura é uma ciência tão antiga quanto a própria humanidade, já que sempre houve entre os homens a preocupação sincera de buscar métodos para melhor cuidar das crianças. Tanto nos antigos papiros egípcios, quanto nos códigos gregos, existem não só normas que garantem a amamentação e alimentação das crianças, mas também diferentes leis que obrigam e exigem a forma como a amamentação deve ser realizada. Entre os helenos, por exemplo, castigava-se duramente a mãe que se negasse a dar o peito durante vários meses a seu filho.

A puericultura foi fundada e batizada por Pinard, em 1898, quando proferiu a famosa conferência sobre a *"conversation et l'aurelionation de l'espèce humain"*. Ele dividiu a nova ciência em três categorias: 1) puericultura preventiva ou pré-matrimonial; 2) puericultura durante a gestação; e 3) puericultura depois do nascimento. Destacava a importância da primeira, afirmando que o futuro da raça dependia em grande parte da puericultura anterior ao nascimento.

Mas o primeiro consultório de puericultura foi fundado por Budin, em 1892, no Hôpital de la Charité de Paris, e denominado Escola de Mães, por Rotschild.

Apesar disso, ainda que a puericultura seja uma das ciências mais antigas da humanidade, é também uma das mais modernas, já que por ser fundamentalmente prática, foi incorporando progressivamente à sua metodologia a maioria das grandes descobertas realizadas em outros ramos da ciência.

É por isso que a puericultura foi presidida, em cada época, pela ideia que era dominante. Nos primeiros anos do século XX, a puericultura foi dominada pela ideia básica de lutar contra as infecções. Mais tarde, a ciência direcionou seus conselhos para que fossem introduzidas sistematicamente novas formas de dieta, o que fez que se alcançasse, não só a prevenção de doenças digestivas (como diarreias e distrofias) – praga que assolou a população infantil durante muitos séculos –, mas também um desenvolvimento somático, comum a todos, como jamais havia se conseguido.

A ideia fundamental que preside a puericultura atual é a busca dos meios, higiênicos ou pedagógicos, para que a criança, desde a mais tenra idade, tenha o desenvolvimento psicomotor apropriado.

Este livro tenta explicar aos pais – lembrando que a divulgação médica é a base de toda a medicina preventiva – aqueles aspectos que podem ajudá-los no importante e transcendental trabalho de cuidar e educar seus filhos, desde o momento da própria fecundação – pois o novo ser já é uma realidade desde os primeiros dias do seu desenvolvimento intrauterino –, até os três anos de idade. Estes anos são considerados os mais importantes da criança, de todos os pontos de vista, e a partir desta idade a criança sofrerá uma mudança muito considerável, produzida por sua independência da mãe e pela aquisição de uma série de habilidades. Sem dúvida, dentre estes três anos, o mais importante é o primeiro deles.

O segundo objetivo é oferecer um guia prático aos pais, onde possam anotar, para lembrar depois, os acontecimentos que vão sucedendo dia a dia na vida da criança. Para isto, você encontrará, ao final de cada capítulo e do livro, quadros para preencher com as informações pertinentes.

O lema deste livro se resume em uma frase do famoso pediatra Dr. J. Roig i Raventós: "Não basta ter coração, é preciso possuir também um pouco de arte e de ciência".

DADOS DO BEBÊ

Nome completo:

Mamãe e papai:

Vovôs e vovós:

Padrinhos:

Data de nascimento:

Peso e comprimento:

Quando saiu o primeiro dente:

Quando começou a caminhar:

Outras informações:

II. O QUE VOCÊ DEVE SABER SOBRE SI MESMA

A gravidez é fruto da união de uma célula reprodutiva masculina (espermatozoide) com uma feminina (óvulo), resultando no ovo ou zigoto, que se implanta no útero ou matriz, e cujo desenvolvimento formará o feto e a placenta. Depois de um tempo aproximado entre 38 e 42 semanas (9 meses e 10 dias), ocorrerá o parto, que é o ato da expulsão do feto e da placenta do útero ao exterior.

Lembremos que o feto não é um corpo passivo dentro do útero, mas um ser humano ativo e sensível, que vê, sente, ouve, tem tato e paladar. O óvulo fertilizado tem suficiente consciência de si mesmo para sentir se é desejado ou repudiado por seus progenitores. A futura vida emocional da criança dependerá dos pensamentos da mãe em relação ao filho e da boa relação do casal.

Por isso, devemos cuidar de todos os detalhes desde o momento da fecundação, o que constitui a higiene da gravidez. Por higiene referimo-nos à parte da medicina que visa à preservação da saúde e ao estabelecimento das normas e preceitos para prevenir as doenças.

1. CONTROLE MÉDICO

A data oportuna para a primeira consulta médica é entre 4 e 6 semanas de gestação. As principais ações clínicas consistirão em:
- Elaborar o histórico clínico
- Verificar o diagnóstico da gravidez
- Detectar a tempo a gravidez de alto risco

• Solicitar exames clínicos de rotina

• Iniciar as primeiras normas higiênicas

As consultas médicas numa gravidez normal devem ser mensais, exceto no nono mês, quando deverão ser quinzenais ou semanais. As visitas regulares ao médico possibilitam a prevenção de complicações, a prescrição dos cuidados adequados para cada mulher e o controle do estado do feto.

Se houver alguma anomalia, as visitas terão a frequência que o médico indicar.

As **técnicas de diagnóstico pré-natal** de que dispusemos atualmente são:

1. Ultrassonografia ou ecografia: por não apresentar risco e perigo para a mãe, nem para o feto, a ultrassonografia passou a ser praticada frequentemente e com sucesso. Pode detectar anomalias fetais e serve para avaliar a evolução da gravidez.

2. Amniocentese precoce: se indicada, deve ser realizada entre as semanas 14 e 16, e sua utilidade é inquestionável. É indicada quando:

a. Idade da mãe acima de 35 anos.

b. Histórico de gravidez anterior que resultou em criança deficiente.

c. Existência ou evidência de que um ou ambos os pais são portadores de uma anomalia cromossômica ou metabólica.

d. Existência na família de membros com anomalias neurológicas.

Devido a todos estes métodos de diagnóstico pré-natal, houve um avanço muito importante na descoberta das anomalias congênitas e enorme progresso nas pesquisas, pois já é possível tratar espinha bífida com o bebê ainda no útero, evitando a hidrocefalia ou a proliferação do volume do mielomeningocele (como também é chamada a espinha bífida), de modo que sua reparação seja muito mais simples.

Além disso, é um fato absolutamente comprovado que as más-formações congênitas se devem, em sua imensa maioria, a causas exógenas, que poderão ser eliminadas à medida que forem sendo identificadas, o que não ocorre quando a causa é genética ou cromossômica; porém, não devemos esquecer os horizontes da engenharia genética.

Para o correto acompanhamento das visitas periódicas durante a gestação, recomendamos que faça as anotações pertinentes nos quadros I e II, que encontrará no ANEXO I.

2. ALIMENTAÇÃO

Uma dieta equilibrada em quantidade e qualidade constitui um fator indispensável para a evolução normal da gravidez, pois é tão prejudicial à gestante engordar muito, quanto engordar pouco. O ideal é que seu aumento de peso fique entre 9 e 10 kg, e não exceda os 12 kg, no total. A dieta da gestante deve ter características especiais, uma vez que requer satisfazer as necessidades:

a. Do metabolismo materno normal;

b. Derivadas da atividade materna;

c. Do crescimento do feto.

A dieta dever ser caloricamente suficiente (2.300 a 2.600 calorias), de modo que a paciente ganhará aproximadamente 225 gramas por semana. Caso engorde mais de 450 gramas semanais, deverá reduzir a ingestão calórica.

É imprescindível uma dieta rica em vitaminas e minerais; por isso, faz-se necessário ingerir abundante quantidade de frutas e verduras frescas. Mesmo assim, o médico ainda prescreverá algumas vitaminas (A e D especialmente) e ferro.

Numa porcentagem significativa de gestantes, detecta-se carência de folatos. O déficit deste pode ser a causa de alterações fetais e embrionárias, entre elas o aborto, espinha bífida, más-formações, hipóxia, retardo do crescimento, parto prematuro, retardo mental, toxemia gravídica, hipertensão durante a gestação, hemorragia no primeiro e segundo trimestre etc. Por esta razão, a Organização Mundial de Saúde aconselhou o consumo suplementar de ácido fólico durante a gravidez. Por se tratar de um assunto em estudo, não podemos ser dogmáticos, mas é recomendável, como forma preventiva, prescrever ácido fólico durante a gravidez, já que não apresenta nenhuma reação adversa. O uso deve ser feito mediante consulta prévia ao médico clínico geral ou obstetra, que estará a par destas pesquisas, podendo aconselhar o que for mais apropriado, segundo o caminho que se adote.

Outro elemento imprescindível são as proteínas. A gestante deve comer carne assada ou peixe de carne branca, assado ou cozido, diariamente. Com 100 gramas de uma destas carnes, meio litro de leite e um ovo, cumprem-se amplamente as necessidades proteicas. Devem ser evitadas as gorduras e os carboidratos (molhos, frituras em geral, doces, salgadinhos, pão, massas...).

Em relação aos líquidos, deve-se ingerir de 2 a 2½ litros no mínimo, para favorecer os processos metabólicos.

Por fim, vou abordar de três problemas muito frequentemente sofridos pela gestante: prisão de ventre, hemorroidas e vômitos.

A prisão de ventre, que quase sempre acomete a mulher grávida, é a chamada da natureza manifestando a necessidade de frutas e verduras (vitaminas C e B), que proporcionam uma dieta rica em fibras. Se não for suficiente, recomenda-se o uso de supositórios de glicerina; enemas ou laxantes suaves, sob recomendação médica. Como medida complementar, recomenda-se a atividade física (caminhar) e a ingestão abundante de líquidos.

A prisão de ventre pode acarretar hemorroidas, cujo tratamento consiste na prevenção, realizando as medidas citadas anteriormente. Caso surjam e incomodem, é aconselhável consultar o médico, que recomendará um tratamento sintomático com base em dieta rica em fibras, privação de agentes irritantes como tabaco, álcool e comidas picantes, assim como banho de assento com água morna e aplicação de pomadas especiais.

Em relação aos vômitos, estes são muito frequentes durante a primeira metade da gravidez, e acredita-se que são provocados pelas alterações hormonais durante a gestação. No entanto, parece que a causa fundamental encontra-se no fator emocional. Não se deve dar grande importância ao temor de que possam causar hipoalimentação. Se depois de vomitar, conseguir ingerir e reter novo alimento, não vale a pena preocupar-se, já que os vômitos por si só não implicam gravidade. Como costumam acontecer especialmente ao levantar-se pela manhã, a gestante que apresentar vômitos, deverá tomar o café da manhã na cama e não deixar o leito até passar uma hora da refeição. Pode ser também vantajoso para algumas beber um copo de leite à noite, com ou sem biscoitos. Porém, a verdadeira origem dos vômitos só será atacada com um regime alimentar rico em verduras, saladas e pão integral.

3. VESTUÁRIO

As roupas, para serem higiênicas, nunca devem ser apertadas, nem dificultar a circulação sanguínea. As diferentes peças que constituem a indumentária feminina devem respeitar os órgãos contidos na cavidade torácica, e não lesar as vísceras abdominais que somente estão suspensas e presas pela parede abdominal do ventre.

Ao que se refere à circulação sanguínea, é bom saber que o ritmo venoso é muito superficial, e se comprime facilmente por golas justas, mangas com punhos estreitos e principalmente por ligas ou outros elementos que facilitam o alto grau de formação de varizes ou dilatações das veias.

Passados os primeiros meses, torna-se indispensável usar uma meia-calça especial para gestantes, que deve ser de forma anatômica e de compressão graduada, ou seja, com maior pressão no tornozelo e mais frouxa na parte superior.

Para que as meias proporcionem um verdadeiro alívio, é necessário que a mulher as use todos os dias, desde levantar-se, para evitar que as pernas inchem. Inclusive é preferível colocá-las na cama, antes de levantar-se, permitindo que o sangue se distribua pela parte mais inferior dos membros.

4. TRABALHO

A gestante pode continuar realizando o trabalho habitual até a gravidez estar bem avançada, desde que não se canse muito e não trabalhe em ambientes tóxicos ou pouco saudáveis. Será você, afinal de contas, quem saberá se é conveniente continuar trabalhando ou não.

5. ESPORTE

A gestante não deve praticar esportes violentos, de combate, que requeiram muita movimentação ou agitação.

As mulheres que sofreram abortos repetidos devem prescindir de exercício físico, sobretudo, até o quarto mês. As mulheres especialmente com muitos transtornos, até o primeiro trimestre; porém a estas convém que caminhem um pouco, mas descansem bastante.

É aconselhável caminhar com calçado apropriado, e, quanto mais avançado o estado de gestação, mais longos devem ser os passeios, levando em conta que deve ir com cinta apropriada.

É muito frequente que as mulheres usem sapatos de salto muito altos, e isto não é recomendável, principalmente na infância, porque contribui para uma orientação diferente da pelve óssea e também modifica a posição da coluna. Com relação à gravidez, o maior perigo dos sapatos de salto está na exposição à maior facilidade de quedas, mas se a mulher grávida está acostumada a usá-los e se sentir confortável, ela mesma deverá avaliar a conveniência de seu uso. O mais aconselhável, entretanto, são sapatos de salto pouco alto e largo, que permitam bom equilíbrio.

No ventre da mãe, a criança fica presa por meio de um completo entrelaçamento de músculos. Estes fazem um esforço tão grande para suportar o peso contínuo que devem carregar, que correm o risco de não voltar a ter sua elasticidade depois do parto, apesar da ótima saúde e juventude da mulher grávida. Por isso, é aconselhável a partir do terceiro ou quarto mês, o uso de cintas especiais.

Para suportar o ventre sem comprimi-lo, é preciso uma cinta que possa "esticar" ou "ceder" durante a gravidez. Isto é possível se a parte dianteira for extensível. Uma faixa de tecido elástico suporta o ventre, enquanto duas alças sustentam as costas.

Para prevenir transtornos nas pernas, o melhor seria evitar o calor excessivo e tentar não se cansar muito; ao contrário, é verdadeiramente útil fazer caminhadas e deitar-se pelo menos uma vez por dia com os pés para cima, um pouco mais levantados em relação ao corpo, facilitando a circulação sanguínea.

Também se aconselham os exercícios respiratórios e a preparação para o parto.

6. VIAGENS

Podem ser realizadas se não houver nenhuma contraindicação especial. Não é recomendável viajar se forem observados transtornos mais ou menos periódicos, em especial durante o primeiro trimestre da gravidez e nos dois últimos meses. Se a mulher sofreu aborto na gestação anterior, não se recomenda que faça viagens até passados quatro meses de gestação, para maior precaução.

O perigo viajar pode representar depende do cansaço e movimentação que englobam; por isso, é preciso buscar boas conexões e se a viagem for longa, fazer paradas, descansando entre elas.

7. BANHO

A gestante não só pode, como deve tomar banho e lavar todas as partes do corpo mais que de costume, pois seu estado aumenta todas as secreções cutâneas e mucosas.

A mulher grávida pode usar chuveiro ou banheira.

A partir do oitavo mês, o colo do útero pode estar mais dilatado. Para evitar infecções, recomenda-se o uso apenas do chuveiro.

Não se aconselha que a temperatura do banho seja excessivamente alta, para evitar queda de pressão.

As partes genitais externas devem ser lavadas com produtos especiais encontrados em farmácias. Não são aconselháveis lavagens ou irrigações vaginais, a não ser que sejam indicadas pelo médico, pois são prejudiciais.

A gestante terá de cuidar dos seios. É necessário ensaboá-los, de maneira parecida com a dos homens quando se barbeiam, deixando a espuma por um tempo, e depois enxaguar bem com água morna e passar álcool de menor concentração alcoólica ou colônia etc., evitando, em muitos casos, que depois, ao amamentar, os mamilos fiquem rachados ou tenham outras complicações mamárias.

8. RELAÇÕES SEXUAIS

As relações sexuais não devem ser interrompidas em condições normais durante a gravidez. Porém, que não sejam muito ativas, nem muito frequentes.

No período de vigília do parto (quatro últimas semanas), é melhor evitá-las.

O QUE DEVO LEMBRAR DESTE CAPÍTULO

ACOMPANHAMENTO DAS ORIENTAÇÕES DO SEU MÉDICO

ORIENTAÇÃO MÉDICA	ACOMPANHAMENTO

III. NORMAS GERAIS DE HIGIENE INFANTIL

As normas de higiene para a infância apresentam aspectos especiais, que as diferenciam das do adulto. Por isso, detalhamos as três consideradas mais fundamentais: o banho, as roupas e o quarto.

1. O BANHO

Por volta de uma semana após cair o cordão umbilical, com o umbigo já seco, pode-se começar a dar banho no bebê. Durante esta primeira semana, tem-se como norma lavá-lo com cuidado com uma esponja, e cuidar do cordão fazendo uma boa limpeza com álcool e mercurocromo duas ou três vezes por dia; isto fará com que seque e caia, evitando uma infecção.

A pele é um órgão importantíssimo de secreção do organismo e regulador da temperatura. Além disso, a criança está exposta constantemente à sujeira e germes saprófitos ou patógenos. Portanto, é necessário o hábito de dar banho diário na criança, com água morna.

Deve-se escolher um cômodo quentinho, a uma temperatura de vinte e um graus, e sem corrente de ar. Nos primeiros meses, costuma-se usar banheiras portáteis especiais. A temperatura da água deverá ser de aproximadamente trinta e sete graus em média, e poderá ser testada com termômetro para banho que, além disso, pode ser um brinquedo muito divertido para o pequeno; ou introduzindo o cotovelo, cuja pele tem sensibilidade semelhante à da pele da criança. Pode-se diminuir em torno de dois graus a temperatura de trinta e sete graus, nas seguintes circunstâncias: época de calor, a partir do segundo mês, e especialmente se sua pele ficar muito vermelha.

Durante os primeiros meses, o banho será uma tarefa fundamentalmente sanitária; posteriormente, se transformará num momento de diversão para a criança. A criança que se sentirá feliz de estar nua e livre, vai gostar do contato com a água morna, da espuma suave do banho, da doçura da toalha que a seca; sentirá prazer de receber uma massagem com creme ou colônia, que a penteiem delicadamente com uma escova, e, antes de tudo, se deleitará ao ouvir a voz da mãe ou do pai, sentir suas mãos que brincam com ela e que a mimam durante todo o processo. É por isso que se deve dedicar tempo suficiente ao banho, fazê-lo com carinho e tranquilidade. É aconselhável, enquanto a criança não caminhar, que o banho seja dado durante uma hora do dia em que a mãe esteja mais desocupada (evitando que aconteça somente após as refeições), procurando que seja quase sempre no mesmo horário. A partir dos doze meses, quando a criança já anda e se arrasta, sujando-se extremamente, será preferível dar-lhe banho antes de colocá-la na cama e dar o último alimento, conseguindo assim, ao mesmo tempo, que seu sono seja mais tranquilo e reparador.

Ao iniciar o banho, tudo que será preciso usar durante e depois, segundo cada caso (bacia, toalhinha para lavar o rosto, toalha para secar o corpo, roupas, sabonete, esponja, óleo, creme, óleo emoliente, xampu, colônia, escova, pente, fraldas, talco...), já deverá estar preparado e ao alcance das mãos. Nada mais desagradável que ver a pessoa que dá banho se desorientar, pedir gritando o sabonete ou a esponja que está precisando, ou pior, tirar a criança da água e a deixar nua, ou levá-la enrolada de qualquer jeito, enquanto vai pegar toalha e roupa, que já deveriam estar lá.

Arrumado o lugar onde será vestida e secada a criança após o banho (uma boa alternativa é usar a cama), a mãe vai tirar a roupa do filho e lavar seu bumbum numa bacia, com esponja de banho exclusiva para isso.

Como se deve pegar a criança para colocá-la e mantê-la no banho? Basta colocar a mão esquerda na sua nuca com os quatro dedos de um lado e o polegar de outro, de modo que segure bem firme a cabeça, e segurar as perninhas com a mão direita; nunca pegar a criança pelos braços ou pernas, nem pelas partes laterais da barriga e peito; o essencial para pegá-la devidamente é preocupar-se em manter a cabeça sempre bem firme. Após colocá-la suave e delicadamente no banho, retirar com cuidado a mão direita das perninhas para poder esfregar a criança. Se ela chora, o banho perde grande parte de seus efeitos benéficos para o organismo, e indica, quase sempre, ineficiência da pessoa que dá o banho. Se continuar chorando, é aconselhável retirá-la da água e colocá-la novamente enrolada numa toalha.

É aconselhável seguir uma ordem de limpeza no banho, por exemplo: rosto e cabeça, braço direito e esquerdo, peito e barriga, costas e quadris, perna e pé direitos, perna e pé esquerdos.

O bumbum deve ser lavado toda vez que sujar. É útil aplicar pomada ou talco. Em caso de eritemas (assaduras) nas nádegas, a fralda deve ser trocada com mais frequência, e nas partes irritadas, aplicar uma solução de eosina e água a 2%.

A finalidade primordial no tratamento de assaduras é evitar a umidade, mantendo o local bem seco.

Ao que se refere à limpeza dos orifícios naturais, não é preciso entrar em detalhes. Todos eles dispõem de mecanismos naturais de expulsão de secreções ou partículas estranhas que poderão ter sido introduzidas. Se os olhos não requererem cuidados especiais, serão lavados, nos primeiros meses, com uma gaze ou toalha de rosto embebida em água fervida morna, disposta numa bacia especialmente para isso. Se notar que o olho está irritado ou produzindo muita remela, deve consultar o pediatra ou um oftalmologista, que dará as instruções apropriadas. O ouvido forma uma secreção esbranquiçada ou amarelada que é o cerume. Utilizar o dedo mindinho enrolado num pano úmido para limpar as dobrinhas da orelha. Limpar o cerume do conduto auditivo com o mesmo pano, sem introduzir jamais qualquer objeto nele. Deve-se limpar a entrada das fossas nasais, removendo crostas ou secreções mucosas já secas. No caso de tamponamento nasal, usar soro fisiológico e aspiração com pera de sucção. Não se deve limpar por dentro a boca da criança saudável. A secreção salivar e seu componente antimicrobiano, a lisozima, são mais que suficientes para manter a limpeza da boca.

As unhas das mãos devem ser cortadas duas vezes por semana, com tesourinha de pontas arredondadas, cortando de um lado a outro da unha, paralelamente às pontas dos dedos, sem que seja muito rente à pele coberta pela unha, para não causar dor ou incômodo ao bebê. Corte as unhas em formato levemente arredondado, para a criança não se arranhar. Para as unhas dos pés, basta um corte semanal, e devem ser cortadas retas, para evitar que encravem.

Lavar a cabeça diariamente com xampu adequado, e, nos três primeiros meses, escovar e esfregar levemente com colônia, evitando a formação de crosta láctea, que nada mais é que sinal de sujeira, uma mistura de óleo eliminado pelas glândulas sebáceas e poeira. Se a crosta se formar, desprendê-la aplicando, com cuidado, um pouco de vaselina líquida à noite, e repetir os procedimentos detalhados acima na manhã seguinte. Posteriormente aos três meses, lavar a cabeça do lactante periodicamente, uma vez na semana, por exemplo.

Não costuma ser necessário, na maioria dos casos, cortar o cabelo até um ano e meio ou dois de idade, pois, uma vez que a penugem do nascimento vai caindo, com maior ou menor rapidez, até esta idade, o cabelo definitivo ainda não cresceu o suficiente.

O banho não deve se prolongar muito (aproximadamente cinco minutos), principalmente no primeiro trimestre, porque a criança não regula bem sua temperatura interna e não deve ficar sem roupa mais que o tempo do banho.

Sobre sabonetes e xampus, desenvolverei mais o assunto na parte de produtos infantis; contudo, como norma geral, deve-se dar preferência aos neutros ou ligeiramente ácidos, porque evitam ressecar a pele, sem irritá-la, nem privá-la de sua proteção natural de gordura. A falta de secreção oleosa faz que a pele fique muito seca; para evitar isso, é aconselhável usar cremes hidratantes, em abundância no mercado farmacêutico. Aplicar o creme em pequena quantidade, espalhando uma camada fina com massagens suaves até que seja completamente absorvido. Passar colônia própria no corpo todo do bebê vai lhe causar uma sensação prazerosa de frescor e bem-estar, desde que se respeite a fragilidade de sua pele e não se use em excesso.

Em geral, os produtos utilizados na higiene (cremes, talcos, colônias etc.), devem ser aplicados em pequena quantidade, e devemos evitar o que possa causar umidade. Por isso, a melhor prevenção é usar água limpa e secar bem.

Para finalizar o processo, seque perfeitamente cada dobra da criança (bochechas, orelhas, axilas, virilha, entre os dedos dos pés, pescoço etc.), sem esfregar, absorvendo a umidade com a toalha.

2. A ROUPA

A. O enxoval

Duas ideias básicas para montar o enxoval são:

1) estas roupas devem servir para proteger a criança dos agentes externos, sem apertar seu corpo delicado;

2) tudo que for supérfluo não terá utilidade.

A estes conceitos básicos, a futura mamãe vai acrescentar carinhosamente o que seriam os itens secundários e extremamente pessoais: o senso estético, o razoável de cada peça, a conveniência de um ou outro tipo de tecido, considerando seu orçamento, além da assessoria de suas amigas já mães, quanto a alguma utilidade nova, à duração de determinada lã, sobre tal bordado, um modelo de sapatinhos que não encolhe nem deforma, e tantas outras questões.

Partindo destas premissas, você pode começar a preparar o enxoval, cuja composição, como vimos, dependerá de muitos fatores, e poderá apresentar grande variedade. Somente como orientação, pois temos que pensar que o enxoval é influenciado pelo nosso dinamismo inerente, é bom considerar os diferentes produtos que podem integrá-lo:

• Vestuário: pagãozinhos, camisas, conjuntos, meias e sapatinhos, pijama, macacão, fraldas, gaze.

• Passeio: carrinho, saco-manta, bebê conforto, moisés, cadeirinha para a casa e para o carro.

• Alimentação: mamadeiras e bicos de mamadeira, aquecedor e esterilizador de mamadeira, jogo de pratos e talheres para bebê e babadores.

• Banho: colônia, sabonete, talco, creme balsâmico, escova de cerdas macias, pente e esponja, hastes flexíveis de algodão, tesourinha e aspirador nasal.

• Brinquedinhos.

• Chupetas.

B. Como vestir o bebê

As características que a roupa da criança deve reunir, considerando que sua função é proteger a pele e conservar sua temperatura, podem se resumir em:

• Habituar-se a vestir o bebê, desde recém-nascido, com pouca roupa, isto é, usar o menor número de peças possível, levando em conta a estação do ano, a temperatura ambiente, e que, no primeiro trimestre de vida, a criança passará a maior parte do tempo no berço, então será a roupa de cama e a temperatura do quarto que se adaptarão às necessidades climáticas do bebê. Um erro frequente é aquecê-lo excessivamente no berço.

• As roupas devem ser simples, no sentido de que facilitem o vestir e o despir. Evitar ao máximo as que são vestidas pela cabeça. Descartar roupas com muitos botões, preferindo zíper, velcro ou lacinhos, e nunca com alfinetes. Em algumas roupas, como camisas ou casaquinhos de botões, preferir que abotoem na parte de trás.

• De fácil limpeza e de tecido que não irrite, cumprindo as condições de suavidade e transpiração. Podem ser lavadas na máquina ou à mão, mas sem misturar com as roupas dos adultos. Usar sabão para roupa delicada ou especial para roupas infantis. Não usar água sanitária, nem outros alvejantes. Clarear a roupa com água abundante.

• Não usar roupas elásticas, que apertem. As roupas em geral não devem comprimir. Ficar atenta aos amarrados, fechos e botões.

• Devido à importância do calçado, trataremos de suas características primordiais no período de amamentação e no dos primeiros passos.

Até os três meses, os sapatos devem ser de lã, tanto no verão quanto no inverno.

Até estar maior ou poder ficar de pé, podem ser macios e de pele bem leve.

Agora, **quando tentar dar os primeiros passos**, apoiando-se na encerrinha, na cama, ou berço, é chegada a hora de comprar-lhe sapatos de verdade, apropriados para ele. É importante que tenham um corte adequado e sejam de couro natural, com solado de couro e acabamento de borracha. Devem ser do comprimento do pé, ter largura suficiente na ponta para abrir os dedos como um leque, ser altos, cobrindo corretamente o tornozelo, o que guiará o correto alinhamento do pé, e ter palmilha anatômica. A sola dede adaptar-se às seguintes situações: na cidade deverão ser rígidas; no campo ou em chãos macios, ao contrário, podem ser mais macias – como as clássicas e populares sapatilhas –, enquanto na praia é aconselhável andar descalço, reforçando o arco plantar.

• Prefira roupas que facilitem a transpiração, protejam e estejam na moda. A moda tem a palavra sobre qual cor escolher, mas a prática aconselha redondamente a usar branco, porque denota cuidado e limpeza, e não tem perigo de desbotar. As peças em contato com a pele devem ser de linho ou algodão fino, não de seda, nylon ou de fibras sintéticas, pois estas não absorvem a umidade e irritam. Deve-se evitar ao máximo costuras na roupa interior, para não marcarem ou machucarem a pele.

• **A fralda** talvez seja a peça mais essencial. O mercado evoluiu das fraldas de pano antigas às do "tipo compressa" ou retangulares, que precisavam de uma calça plástica para segurá-las; e destas às descartáveis, que têm elásticos incorporados nas pernas, etiquetas adesivas que colam mais de uma vez, plástico externo que não fica em contato com o bebê, e um tecido interno absorvente que isola a umidade da pele da criança.

As vantagens desta última geração de fraldas não implicam somente conforto para a mãe ou hospital, mas também favorecem a saúde da criança, especialmente quanto às assaduras.

• No momento de comprar roupa para a criança, lembrar que ela cresce depressa e, no primeiro ano, passa por três etapas diferentes no quesito tamanho. São elas: do nascimento aos três meses; dos três aos seis meses; e dos seis meses a um ano.

3. O QUARTO DO BEBÊ

A. O berço

O clássico moisés pode ser confortável inicialmente, mas o elemento básico para o descanso da criança é o berço.

Ele pode ser de madeira ou metálico. São aconselháveis os que têm grades móveis e de comprimento aproximado entre 1 a 1,20 m. O estrado deve ser resistente, e o colchão mais adequado é o de espuma e com capa lavável.

Abaixo algumas condições indispensáveis para a escolha do berço:

• O espaçamento entre as grades não deve exceder 6 cm.

• A altura entre o estrado e a borda superior da grade não pode ser inferior a 60 cm, e a espessura do colchão não deve exceder 10 cm.

• A grade móvel deverá ter um dispositivo de bloqueio com dupla ação, ou um mecanismo que necessite de pelo menos 5kp de força para acioná-lo.

• O espaçamento entre o estrado e as laterais e entre o estrado e a cabeceira, não deve ser superior a 2,5 cm.

• Evitar formas ou adornos perigosos, tais como puxadores, braçadeiras, saliências e elementos que a criança possa desenroscar.

• Evitar arestas e cantos pontiagudos.

• Evitar pregos ou grampos que possam se soltar e serem engolidos pela criança.

• Pintar somente com tinta atóxica.

• Podem ter quatro rodinhas, sendo que duas com freio.

• O colchão deve ter tamanho suficiente para ajustar-se perfeitamente ao estrado, evitando espaçamentos superiores a 1,2 cm.

B. O ambiente

Já é sabido que alcançar as condições ideais de higiene em relação ao quarto da criança é uma utopia. Contudo, o que se pretende é elucidar os fundamentos técnicos para aproximar-nos o máximo possível do ideal, dentro das limitações econômicas e sociais. Os pais deverão adaptar estas condições, de modo que façam do quarto do bebê um ambiente agradável.

Deve-se destinar um cômodo da casa à criança desde o exato momento do nascimento, onde serão guardadas suas coisas separadas das do adulto. Inicialmente, o bebê até pode dormir no quarto dos pais, mas deve começar a dormir no seu quarto o quanto antes, que deve ficar perto do quarto dos pais e ser de fácil comunicação. A partir de um ano, deve dormir definitivamente no seu quarto.

O quarto deve ser o melhor cômodo da casa, bem localizado (com a cabeceira direcionada para sul), silencioso, bem ventilado, com janela, paredes pintadas em cores suaves (verde claro, azul, rosa etc.), chão lavável e com tamanho de pelo menos 20 m2.

A mobília deve ser de linhas retas, simples e de fácil limpeza, contendo berço ou cama, armário, uma mesa, uma poltrona para a mãe, com um banquinho de apoio para os pés. O berço deve situar-se próximo à porta e oposto à janela, recebendo luz indireta e clara, que não reflita no rosto da criança. Aquecedores, ventiladores ou ares-condicionados devem ficar afastados da cabeça da criança, sem que a atinjam diretamente. O quarto deve ser ventilado uma vez por dia, entre 5 e 10 minutos.

O quarto não deve ter nada que acumule poeira, como carpetes, cortinas, livros, objetos etc. Apenas uma cortina simples, de fácil lavagem, o que for mais prático contra a claridade. Escurecer o quarto estará a cargo das persianas.

Sem dúvida, neste cômodo não se devem secar fraldas, nem esquentar alimentos, bater papo ou fumar.

Uma **pergunta habitual** dos pais é quando podem sair para passear com o filho. Sobre isto, devemos recorrer ao senso comum, sabendo que pode sair desde a primeira semana, considerando a temperatura, o tempo e o estado da criança. Lembrar que qualquer hábito novo deve ser introduzido lenta e progressivamente.

Neste capítulo tratamos das normas gerais de higiene da criança, considerando que, quando nasce, mal sabe fazer outra coisa senão mamar, sendo de muito valor que a mãe saiba banhá-la, vesti-la e que conheça as principais características que a casa onde vive deve oferecer. Estas três dimensões são fundamentais na primeira infância, pois serão praticamente as que ocuparão todas as horas do dia da criança.

O QUE DEVO LEMBRAR DESTE CAPÍTULO

ACOMPANHAMENTO DAS ORIENTAÇÕES DO SEU MÉDICO

ORIENTAÇÃO MÉDICA	ACOMPANHAMENTO

IV. A ALIMENTAÇÃO NAS DIFERENTES IDADES

Os nutrientes indispensáveis para a nutrição da criança estão constituídos de água, nutrientes energéticos (carbo-hidratos, gorduras e proteínas) e não energéticos (íons, oligoelementos e vitaminas).

A necessidade de **água** durante o primeiro ano vem a ser de aproximadamente 100 a 150 mg/kg por dia.

Proteínas: os alimentos que contêm principalmente proteína são as carnes, os peixes e a clara do ovo. Alguns vegetais, como leguminosas e frutos secos, também são ricos em proteína. A quantidade de proteína recomendada no primeiro ano de vida é de 1,8 a 2,8 g de proteína/100 kcal metabolizadas. O excesso de proteínas na alimentação pode causar transtornos infantis.

Gorduras: os alimentos ricos em gordura são os óleos vegetais, manteiga, gema de ovo, vísceras etc. A necessidade básica durante o primeiro ano é de 4 a 6 g de gordura/100 kcal metabolizadas.

Carbo-hidratos: Os alimentos especialmente ricos em carbo-hidratos são as farinhas, pão, biscoitos, massas, arroz, batatas, leguminosas, algumas frutas e açúcar. A quantidade recomendada no primeiro ano de vida oscila entre 8 e 12 g de carbo-hidrato/100 kcal metabolizadas.

A quantidade energética mínima recomendada de acordo com a idade:
- 0 a 2 meses: 115 kcal/kg/dia
- 2 a 6 meses: 105 kcal/kg/dia
- 6 a 12 meses: 100 kcal/kg/dia

O modelo de distribuição da quantidade calórica fica estabelecido assim (durante o primeiro ano):
- 50 a 54% das kcal procedem das gorduras (9 kcal/g)
- 36 a 40% das kcal, dos carbo-hidratos (4 kcal/g)
- 7% das kcal, das proteínas (4 kcal/g)

Para que a alimentação seja adequada, é preciso que contenha todos os nutrientes indispensáveis em quantidade suficiente e equilibrada. Ou seja, deve ter de tudo para não cair nos dois problemas extremos e principais: o excesso alimentar, que gera obesidade e não significa boa saúde; e a desnutrição, que é raríssima, acontecendo somente em situações gravíssimas de falta de recursos econômicos ou de muito baixa formação cultural.

Se houver casos em que a criança não queira comer, não deve ser forçada.

1. AMAMENTAÇÃO

Durante os quatro primeiros meses, a criança deve ser alimentada com leite, e o melhor que há é o leite materno. Não só por suas incontestáveis vantagens na composição físico-química e biológica, mas pelos aspectos benéficos que traz consigo, do ponto de vista psicológico, econômico e de eliminação de fatores de risco para a criança.

A alimentação normal do recém-nascido é o leite materno. A amamentação é superior ao aleitamento artificial no que diz respeito ao desenvolvimento, e principalmente ao desenvolvimento cerebral, já que, para o crescimento em geral, o aleitamento artificial é tão efetivo quanto o materno. Como o desenvolvimento do cérebro acontece fundamentalmente nos primeiros meses de vida, é recomendável a amamentação durante este período. Outro argumento a favor do aleitamento materno é a prevenção de certas doenças tais como obesidade, arteriosclerose, alergias e por conter fatores anti-infecciosos. Com isso, observa-se a redução da morbidade e mortalidade infantil.

Outro benefício oferecido pela amamentação dá-se no campo psicológico, porque reforça uma boa relação entre mãe e filho, o que influenciará no futuro psicoafetivo da criança.

O leite humano é sempre de boa qualidade, até em caso de desnutrição leve da mãe. Quando uma mulher não está devidamente nutrida, é provável que o volume lácteo secretado diminua, mas o percentual de proteína, gordura e carbo-hidrato será relativamente pouco afetado. Ao contrário, a composição de ácidos graxos e o conteúdo vitamínico geralmente refletem a alimentação da mãe. Isto traz vantagens econômicas e materiais, por isso, também se deve pensar que o declínio da amamentação materna repercute no plano econômico da coletividade, principalmente nos países onde a produção de leite é escassa. Por fim, a ausência da amamentação implica ainda gastos com médicos e hospitalizações que poderiam ser evitados.

A primeira semana é muito importante para o desenvolvimento posterior da amamentação. No primeiro dia, convém fortalecer a relação mãe e filho desde o momento do parto, permitindo o contato precoce, corpo a corpo, da criança com a mãe, e iniciar a amamentação até as oito horas de vida do bebê, ou antes, se possível.

O primeiro leite oferecido pela mãe é uma substância de coloração amarelada, rica em proteínas e células da própria glândula mamária, denominado colostro. Apresenta valor energético menor que o leite materno que será produzido após o quinto dia, período que costuma durar o colostro. O colostro humano é rico em fatores de defesa ou anticorpos, especificamente em IgA secretória e IgE, que, mesmo sendo pouco absorvidas e resistentes à digestão tríptica, atuam no aparelho digestivo evitando problemas intestinais, especialmente infecções por germes que causam "diarreias".

Na primeira semana, é produzido o chamado leite de transição, e, na segunda quinzena após o nascimento, começará a ser produzido o leite maduro. Portanto, durante duas semanas, a criança terá uma sensação de fome que não prejudicará sua saúde, mas deverá ser aproveitada para estimular a amamentação, colocando a criança no peito sempre que necessário. Durante estas duas primeiras semanas, sobretudo se for o primeiro filho, a mãe deve se sentir amparada, do ponto de vista tanto psicológico e mental, quanto por parte do médico que lhe explicará que esta etapa é natural e logo passa.

Em 1954, Hytten demonstrou que a produção total de gordura no sétimo dia de amamentação poderia prever o êxito posterior da alimentação pelo seio materno. Dentre as mulheres cujo leite continha ao menos 20 g de gordura no sétimo dia, 90% ainda amamentaram seus filhos por mais três meses; já entre as mulheres que secretavam de 4 a 10 g de gordura no sétimo dia, apenas 20% amamentaram por igual período.

No princípio, é recomendável um ritmo de mamadas segundo o bebê demanda, no momento que ele começa a dar sinais de fome através de choro, gesto de procurar o peito, sucção das mãos etc.

Durante os primeiros dias, deve-se dar ambos os peitos numa mesma mamada, posteriormente, pode-se alterná-los. A duração da mamada não deve ultrapassar 10 minutos por peito.

É importante, depois de amamentar, segurar a criança levantada por 20 minutos para arrotar.

A mamada é adequada se depois deixa a criança satisfeita, de modo que durma de 2 a 4 horas e ganhe peso adequadamente, ou seja, aproximadamente 200 g por semana.

O motivo mais frequente que leva as mães a deixar de dar o peito é a insegurança, por medo.

Há uma infinidade de frases célebres na puericultura sobre o aleitamento materno. Para exemplificar, vou citar o Dr. Roig i Raventós: "Há mães que têm horror de amamentar; e outras que têm honra". Ou a do Dr. Vidal Soares: "Saber sacrificar tudo em prol da grande função de amamentar dá à mãe, com justiça, um segundo título de mãe". Ou tantas outras, referindo-se à preferência de uma mamadeira dada com vontade a um peito sem vontade: "Através do leite, seja do peito ou da mamadeira, não passa somente o alimento, mas também a alma da mãe". Ou a que destaca a importância da amamentação de forma mais cômica: "É a mais rica em alimento, a mais barata e... a que vem na melhor embalagem".

2. ORIENTAÇÃO ALIMENTAR PARA OS QUATRO PRIMEIROS MESES

Idade: de 1 a 8 dias

Para recém-nascidos termos ou prematuros cujo peso seja superior a 2.500 gramas.

Número de mamadas: pode ser de acordo com a demanda da criança, mas

é recomendável a média de 6 a 7 por dia.
Quantidade: 15 a 70 ml por mamada.
Alimento: leite materno ou fórmula infantil modificada a 13%.

Idade: 1 mês

Número de mamadas: 6 por dia.
Quantidade: 90 a 110 ml por mamada.
Alimento: leite materno ou fórmula infantil modificada a 13%.

Idade: 2 meses

Número de mamadas: 6 por dia.
Quantidade: 110 a 120 ml por mamada.
Alimento: leite materno ou fórmula modificada a 13%.

Idade: 3 meses

Número de mamadas: 6 por dia.
Quantidade: 120 a 140 ml por mamada.
Alimento: leite materno ou fórmula infantil modificada a 13%.

As vitaminas são necessárias durante os três primeiros meses, sempre que não se tome leite materno ou não haja um suplemento vitamínico com suco de fruta. A necessidade vitamínica será de vitamina C (50 mg), A (50 UI/kg/dia), D (400 UI/dia) e ferro (1 mg/kg/dia).

A composição do leite humano cumpre as necessidades mínimas das recomendações atuais em vitamina A, tiramina, riboflavina, niacina, vitamina B6, vitamina B12, vitamina C e vitamina E. O leite humano proporciona pouca vitamina D, por isso é aconselhável complementar a dieta da lactante com esta vitamina numa dose diária de 400 UI. Os leites artificiais não requerem geralmente suplementos de vitamina, pois muitos tipos contêm vitamina D. No entanto, alguns demandam um complemento de vitamina C.

Na maioria das crianças com esta alimentação se consegue uma dieta suficiente, equilibrada; porém, em casos muito excepcionais, motivados por condições individuais da criança, é preciso acrescentar, até os três meses, uma papinha sem glúten. Reitero que isto é exceção.

Contraindicações do aleitamento materno: são raras, como no caso de doenças gerais graves, tuberculose, câncer, insuficiência cardíaca e renal, hepática etc.

Ao contrário, as infecções comuns como gripe, anginas, diarreias etc., exigem que especialmente a mãe tome medidas profiláticas corretas quando se ocupe do filho: ponha uma máscara eficaz e lave bem as mãos. Por outro lado, as infecções locais dos seios não devem interromper a amamentação: o leite do peito doente deve ser extraído e o bebê deve continuar mamando no outro peito; nestes dois casos, deve-se administrar o tratamento adequado à mãe.

Tenhamos em conta que as causas que levam as mães a não cumprir os três primeiros meses de amamentação são:

• Quantidade de leite insuficiente;

• Causas médicas;

• Não tentar amamentar;

• Trabalhistas;

• Em 50% dos casos, segundo pesquisas, o médico aconselhou a interrupção do aleitamento materno antes dos três meses.

Todas estas causas demonstram que é preciso uma educação de saúde, tanto da mulher quanto dos formados e pós-graduados em medicina, pois falta informação e, quando há, não é suficiente.

3. A ALIMENTAÇÃO DE 4 A 12 MESES

A partir do quarto mês, seguindo as instruções do pediatra, pode-se começar a introduzir a alimentação complementar ou "Beikost". No entanto, alguns autores recomendam esta introdução a partir dos 6 meses, porque a introdução precoce da alimentação complementar estimula o excesso alimentar e estabelece hábitos alimentares inadequados com tendência à obesidade, além de incrementar desnecessariamente os gastos familiares.

A introdução de novos alimentos, quando feita, deve ser lenta, dada em pequenas quantidades, e sempre respeitando a tolerância da criança.

Idade: 4 meses

Introdução de alimentação complementar.

Número de mamadas: 5 a 6 por dia.

Quantidade por mamada: 130 a 160 ml.

Composição das refeições:

• Uma mamada de leite de continuação com farinha sem glúten (1 a 2 colherinhas);

• Quatro ou cinco mamadas com leite materno, fórmula infantil modificada ou leite de continuação. Suco de fruta puro e sem açúcar (uma colher de sopa).

Idade: 5 meses

Número de mamadas: 5 por dia.

Quantidade por mamada: 160 a 180 ml.

Composição das refeições:

• Duas mamadas de leite de continuação com 4 colherinhas de farinha sem glúten;

• Uma mamada de leite de continuação com uma ou duas colherinhas de leguminosas;

• Duas mamadas de leite materno ou leite de continuação.

Idade: 6 meses

Número de mamadas: 4 a 5 por dia.

Quantidade por mamada: 180 a 220 ml.

Composição das refeições:

• Duas mamadas de leite de continuação com 4 ou 5 colherinhas de farinhas de vários cereais;

• Uma ingestão de leguminosas, podendo acrescentar 10 ou 15 g de carne ou peixe triturados, ou meia gema de ovo cozido;

• Uma ou duas mamadas de leite materno ou leite de continuação;

• Fruta fresca, em suco, cozida ou amassada.

FIGURA I – CALENDÁRIO DE INTRODUÇÃO DOS ALIMENTOS

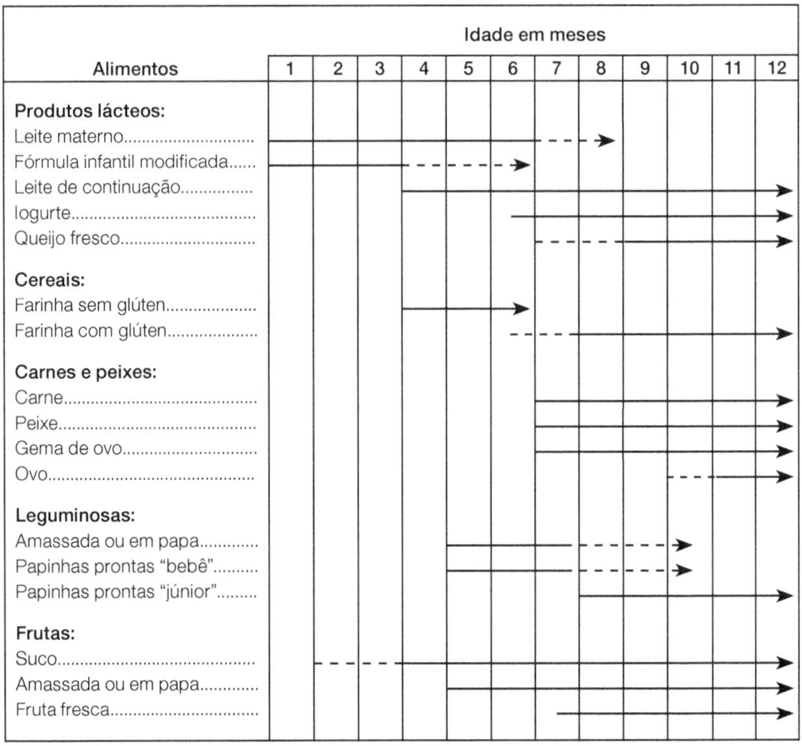

Alimentos	Idade em meses											
	1	2	3	4	5	6	7	8	9	10	11	12
Produtos lácteos:												
Leite materno												
Fórmula infantil modificada												
Leite de continuação												
Iogurte												
Queijo fresco												
Cereais:												
Farinha sem glúten												
Farinha com glúten												
Carnes e peixes:												
Carne												
Peixe												
Gema de ovo												
Ovo												
Leguminosas:												
Amassada ou em papa												
Papinhas prontas "bebê"												
Papinhas prontas "júnior"												
Frutas:												
Suco												
Amassada ou em papa												
Fruta fresca												

Idade: 7 e 8 meses

Número de mamadas: 4 por dia.

Quantidade por mamada: 220 a 230 ml.

Composição das refeições:

• Duas mamadas de leite de continuação com cereais;

• Uma refeição com leguminosas com carne ou peixe bem picadinhos (15 g), ou uma gema de ovo, e sobremesa láctea (iogurte, queijo branco);

• Uma refeição com leguminosas e/ou cereais, leite de continuação e fruta de sobremesa.

Idade: 9 a 12 meses

Número de mamadas: 4 por dia.

Quantidade por mamada: 220 a 250 ml.

Composição das refeições:

• O mesmo, porém aumentando a quantidade de carne ou peixe para 20 ou 25 g.

4. A ALIMENTAÇÃO DE 1 A 3 ANOS

Até um ano de idade, a maior parte das crianças está suficientemente desenvolvida para comer a maioria dos alimentos da mesa familiar, no entanto, suas necessidades nutritivas têm características especiais.

As necessidades calóricas são de aproximadamente 1.500 kcal/dia, com uma dieta equilibrada em proteínas, carbo-hidratos e gorduras:

Proteínas de 1 a 2 anos: 20 a 27 g/dia.

De 2 a 3 anos: 40 g/dia.

Carbo-hidratos de 1 a 2 anos: 55 a 64 g/dia.

De 2 a 3 anos: 170 a 197 g/dia.

Gorduras de 1 a 2 anos: 33 a 42 g/dia.

De 2 a 3 anos: 45 a 52 gr/dia.

Com a seguinte distribuição dos nutrientes:

Proteínas: 12 a 52%

Gorduras: 30 a 35%
Carbo-hidratos: 50 a 58%
A distribuição de calorias nas refeições, segundo as normas internacionais:

25% Café da manhã
30% Almoço
15% Lanche
30% Jantar

Alimentos indispensáveis nas refeições diárias: leite, cereais/tubérculos/pão, verduras (uma amarela e uma verde), carne/peixe/frango/queijo, gordura/óleo, frutas (duas frutas, uma cítrica), e ovos.

Dieta de 1 a 2 anos

Acompanhamentos:
Purê de verduras – 10 g de espinafre, 50 g de batata, 50 g de cenoura e 1 alho-poró
Macarrão ao sugo – 80 g de macarrão cozido e 25 g de molho de tomate
Arroz branco com molho de tomate e ovo frito – 80 g de arroz cozido, 50 g de molho de tomate e um ovo
Purê de grão-de-bico ou grão-de-bico com arroz – 20 g de grão-de-bico e 20 g de arroz)
Sopa de macarrão cabelo-de-anjo – Caldo e 20 g de macarrão
Sopa de sêmola – Caldo e 20 g de sêmola
Purê de batata e cenoura – 100 g de batata e 50 g de cenoura
Sopa de tapioca – Caldo e 20 g de tapioca
Consomê – valor calórico variável
Purê de lentilha ou lentilha com arroz – 25 g de lentilha e 10 g de arroz

Pratos principais:
50 g de frango assado, cozido ou grelhado com 50 g de batata.
50 g de bife de boi assado, cozido ou grelhado, com 50 g de batata.
Ovo cozido, mole ou duro, ou em omelete
50 g de costelinha de cordeiro com 50 g de tomate

75 g de pescadinha

Bolinho de peixe – com 50 g de peixe, merluza

50 g de hamburger de boi com purê de batata – feito com caldo e 50 g de batata

75 g de peixe-galo com 50 g de batata

50 g de frango com 50 g de tomate

Dieta de 2 a 3 anos

Acompanhamentos:

Purê de verduras – 100 g de espinafre, 50 g de batata, 50 g de cenoura e 1 alho-poró

Macarrão ao sugo – 100 g de macarrão cozido e 50 g de molho de tomate

Purê de lentilha com arroz – 25 g de lentilha e 10 g de arroz

Arroz branco com molho de tomate e ovo frito – 100 g de arroz cozido, 50 g de molho de tomate e um ovo

Grão-de-bico com arroz – 30 g de grão-de-bico e 10 g de arroz

Sopa de macarrão cabelo-de-anjo – Caldo e 20 g de sêmola

Purê de batata e cenoura – 100 g de batata e 50 g de cenoura

Sopa de tapioca – Caldo e 30 g de tapioca

Pratos principais:

75 g de frango assado, cozido ou grelhado com 50 g de batata.

50 g de bife de boi assado, cozido ou grelhado com 50 g de batata.

75 g de costelinha de cordeiro, magra, com 100 g de tomate cru

100 g de pescadinha fervida ou frita

Bolinhos com 50 g de peixe, merluza

50 g de hamburger bovino com purê de batata feito com caldo e 50 g de batata

100 g de peixe-galo com 50 g de batata

75 g de frango com 50 g de batata

Com esta dieta, quer-se mostrar que a criança, depois de um ano, é capaz de comer e digerir qualquer alimento. A alimentação da criança de 1 a 3 anos de idade deve ser variada, equilibrada, rica em proteína, cálcio e vitaminas, e moderada em farináceos e tubérculos.

O QUE DEVO LEMBRAR DESTE CAPÍTULO

ACOMPANHAMENTO DAS ORIENTAÇÕES DO SEU MÉDICO

ORIENTAÇÃO MÉDICA	ACOMPANHAMENTO

V. COMO ACOMPANHAR O DESENVOLVIMENTO FÍSICO E PSICOMOTOR DO SEU FILHO

1. DESENVOLVIMENTO FÍSICO

Quando se deseja controlar o crescimento de uma criança é preciso avaliar: peso, altura, perímetro cefálico, dentição e desenvolvimento ósseo.

A. PESO CORPORAL

O peso médio do recém-nascido é de 3.500 g para os meninos e 3.250 g para as meninas. Nos primeiros dias de vida, os bebês perdem peso, que é recuperado em cerca de oito ou dez dias.

O aumento de peso normal das crianças é de:

– 200 g por semana durante o primeiro trimestre;

– 150 g por semana durante o segundo trimestre;

– 100 g por semana durante o terceiro trimestre;

– 70 g por semana durante o quarto trimestre.

Dos quatro aos seis meses, o peso corporal duplica; em um ano, triplica, e ao completar dois, quase quadruplica.

A criança deve se pesar uma vez por semana durante os dois primeiros meses, e uma vez por mês durante o restante do primeiro ano. É útil saber a Regra de Catel que nos informará o peso adequado aproximado: peso = (idade x 2) + 8.

FIGURA II – CRESCIMENTO (até 36 meses): MENINOS

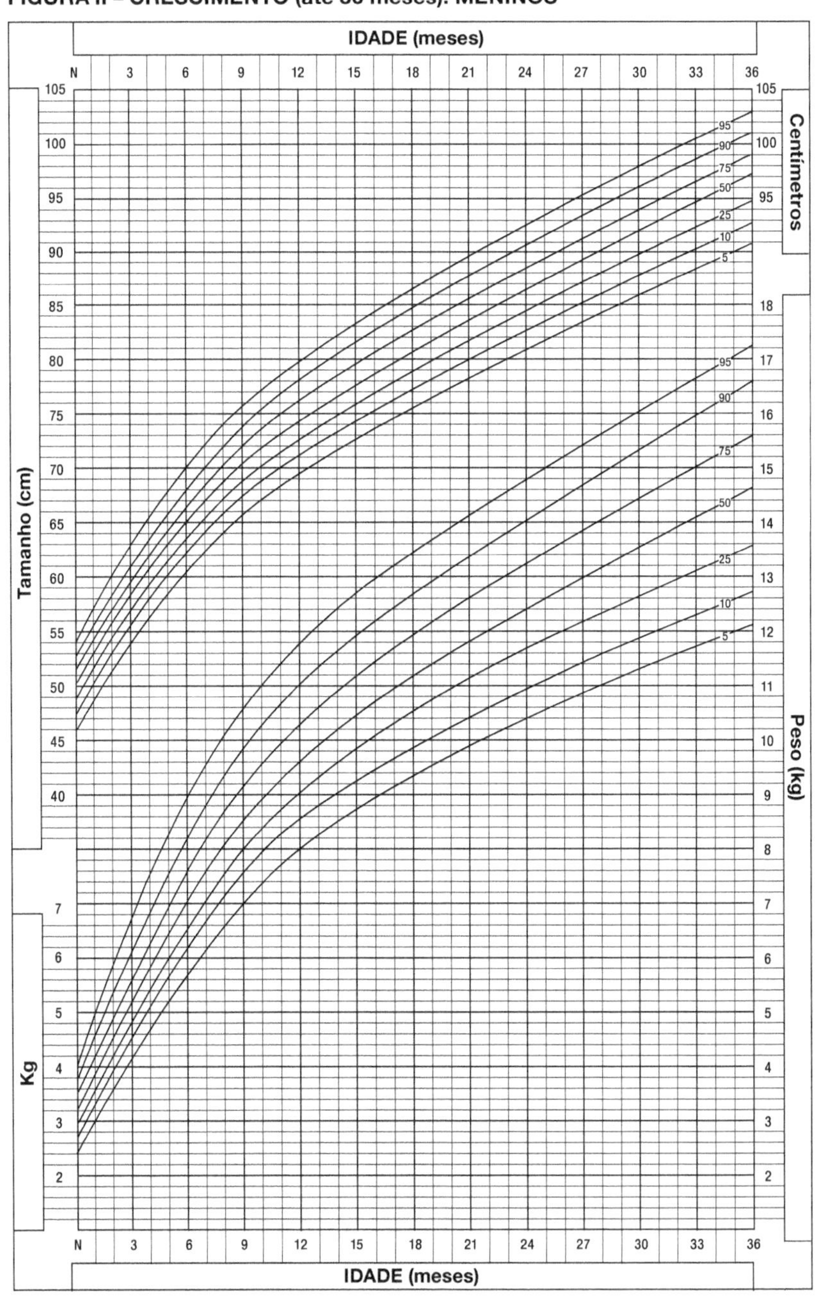

FIGURA III – CRESCIMENTO (até 36 meses): MENINAS

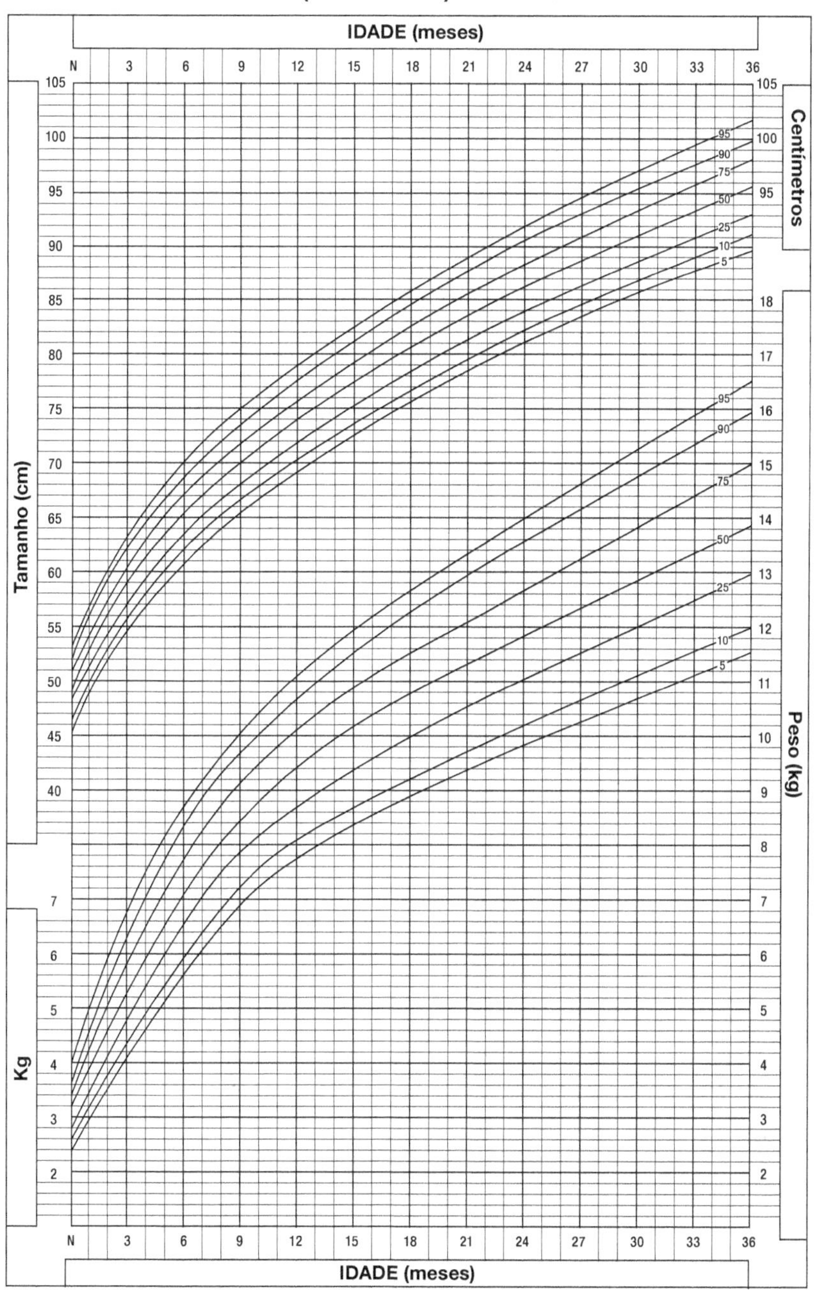

FIGURA IV – CRESCIMENTO (2 a 18 anos): MENINOS

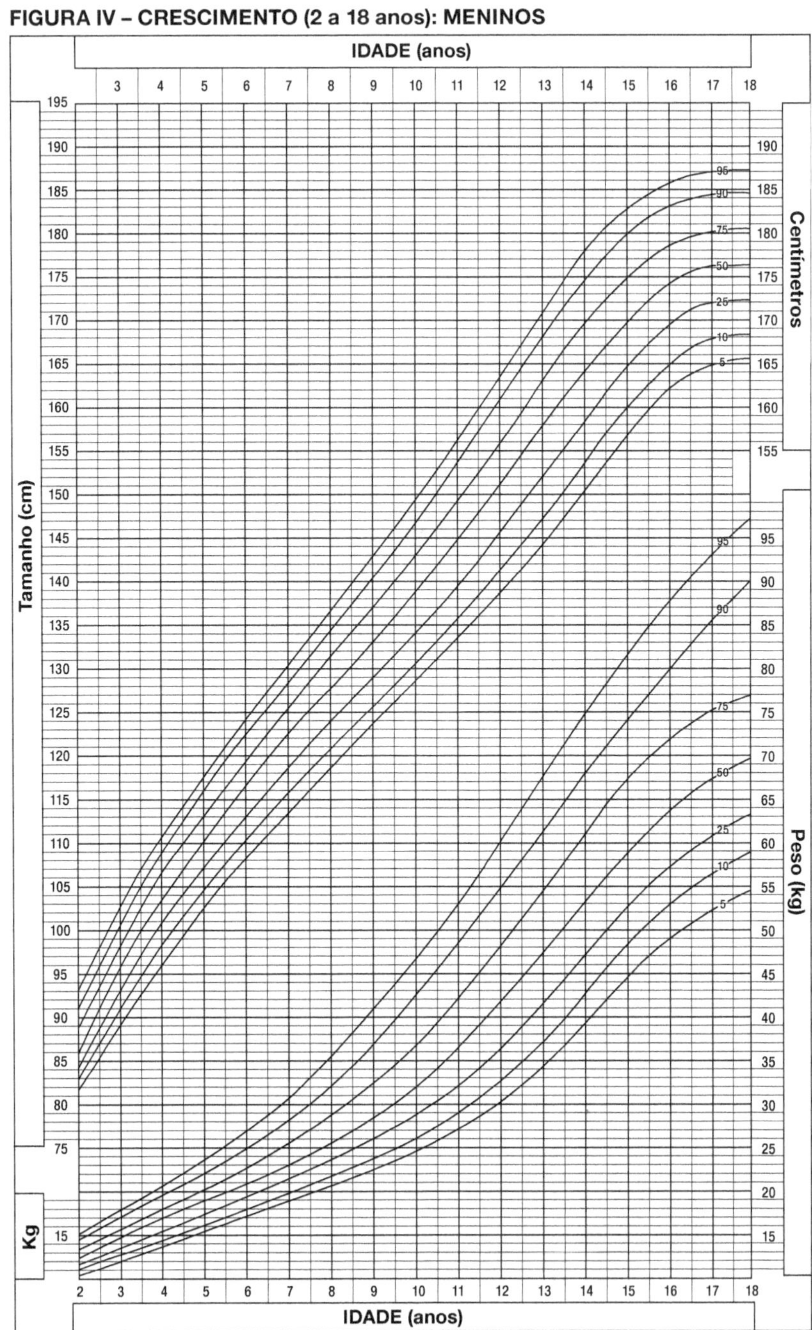

FIGURA V – CRESCIMENTO (2 a 18 anos): MENINAS

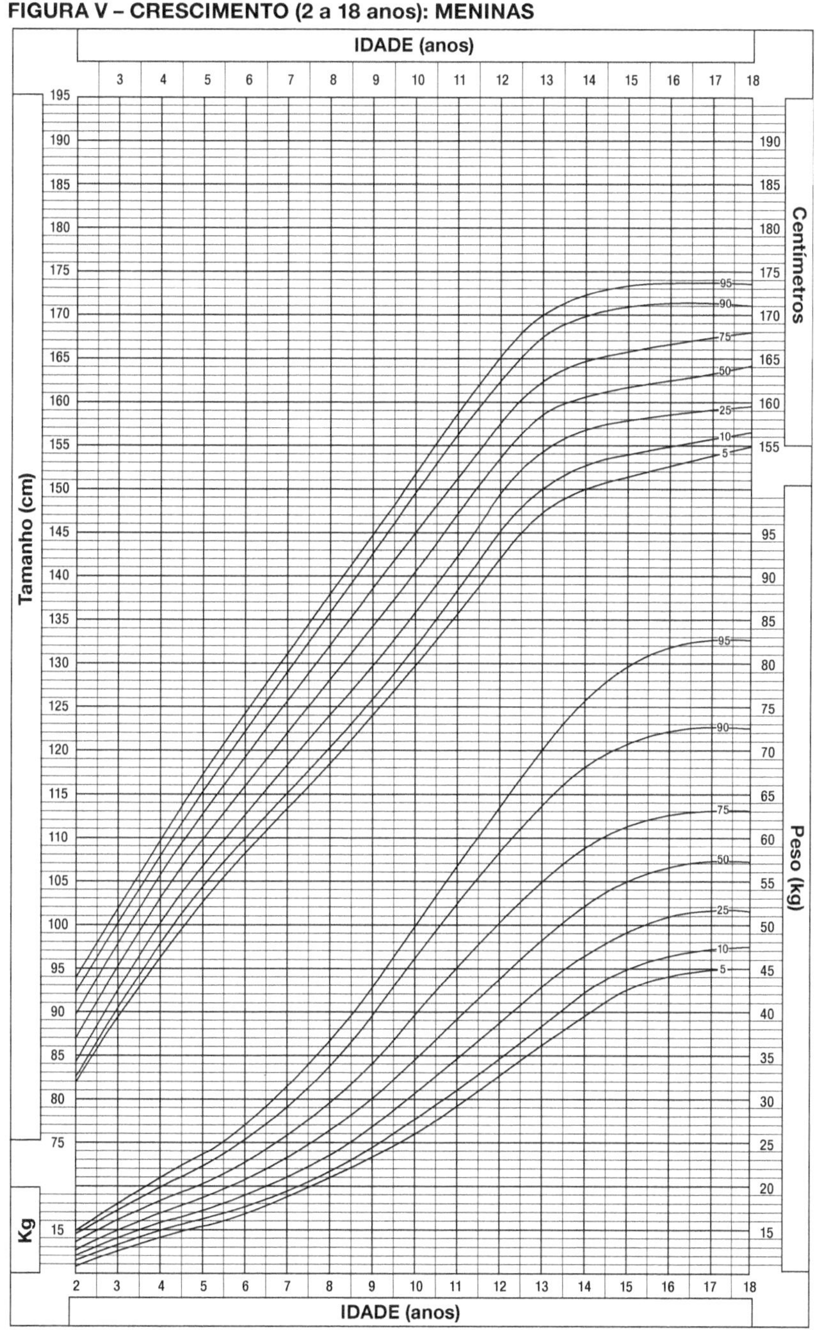

B. ESTATURA CORPORAL

O comprimento do corpo da criança deitada não é o mesmo de sua altura estando de pé. Deitada é maior cerca de 1 a 3 cm. Este tipo de medição é usado até os dois anos de idade.

O tamanho médio das meninas ao nascer é de 49 cm e dos meninos, 50 cm.

Somente como orientação às mães, podemos dizer que a média de aumento da estatura é de 20 a 25 cm no primeiro ano:

– 4 cm no primeiro mês;

– 3 cm no segundo mês;

– 2 cm no quarto mês;

– e 1 cm por mês seguinte até um ano.

Durante o segundo e o terceiro ano, a criança cresce em torno de 10 cm.

A Regra de Catel é prática e pode ajudar a ter uma medida aproximada: comprimento = (idade x 5) + 80.

Para acompanhar corretamente o peso e a estatura de seu filho, recomendamos que faça as anotações pertinentes no quadro I do ANEXO II.

C. PERÍMETRO CEFÁLICO

O perímetro cefálico indica o tamanho da cabeça e do crânio. Depois do nascimento, há um período de crescimento rápido, seguido de uma desaceleração que se prolonga até aproximadamente os 10 anos de idade, quando o crânio e o sistema nervoso chegam a 90% do seu tamanho adulto.

Os recém-nascidos possuem duas fontanelas (popularmente chamadas de moleiras): a anterior, que pode ficar aberta até os 18 meses, e a posterior, que se fecha entre o primeiro e o segundo mês de vida.

Os valores normais do perímetro cefálico são:

– Recém-nascido: 36 a 37 cm;

– 3 meses: 39 a 40 cm;

– 6 meses: 42 a 43 cm;

– 1 ano: 45 a 46 cm;

– 2 anos: 47,5 a 49 cm;

– 4 anos: 50 a 51 cm;

FIGURA VI – PERÍMETRO CEFÁLICO (até 36 meses)

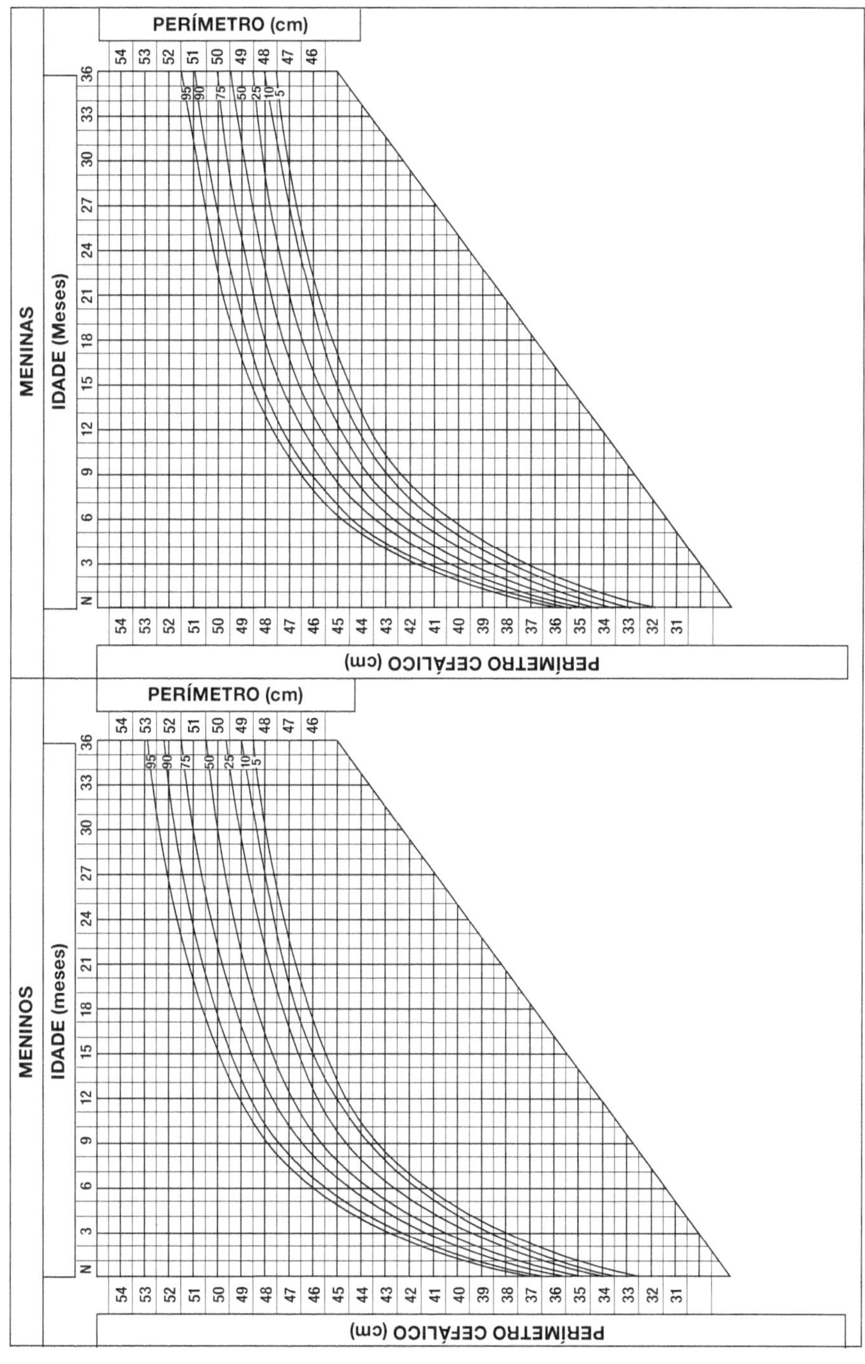

Este acompanhamento será útil para identificar, se for o caso, a existência de microcefalia – cabeça pequena –, macrocefalia – cabeça grande –, ou hidrocefalia – acúmulo de líquido na cabeça –, e, ainda nesta, o ritmo de seu progresso.

Para acompanhar corretamente o crescimento do perímetro cefálico, recomendamos que faça as anotações pertinentes no quadro II do ANEXO II.

D. DENTIÇÃO

A idade em que se começa a desenvolver a dentição depende muito do indivíduo, mas costuma ser entre os 6 e os 10 meses.

Considerando que o primeiro dente aparece por volta dos 7 meses, o número de dentes que nos cabe esperar seguirá a seguinte fórmula: (meses – 6) = número de dentes que a criança deve ter.

No primeiro ano, aparecem os oito incisivos.

No segundo ano, irrompem os 4 primeiros molares e os 4 caninos.

No terceiro ano, os 4 segundos molares.

Até os 6 anos, os 4 primeiros molares permanentes. A dentição definitiva, que será a do adulto, começa ao redor dos 6 anos e termina até os 12 anos.

Para acompanhar corretamente a dentição de seu filho, recomendamos que faça as anotações pertinentes no quadro III do ANEXO II.

E. DESENVOLVIMENTO ÓSSEO

As estimativas do desenvolvimento ósseo, ou da maturação esquelética, são uma ajuda valiosa na pediatria clínica. É usada na determinação da idade fisiológica, no potencial de crescimento, na previsão da estatura adulta e no diagnóstico e avaliação de doenças. No entanto, o uso desta medição não deve ser estimulado antes dos dois anos de idade como meio de controlar o crescimento. Qualquer exposição aos raios X, mesmo que sejam usados equipamentos muito sofisticados operados por especialistas, deve ser considerada cuidadosamente.

Para estimar a idade óssea até os 6 anos de idade, faz-se necessária uma radiografia do pulso, utilizando a seguinte fórmula para calcular a idade óssea normal: idade (em anos) + 1 = número de centros de ossificação no pulso.

FIGURA VII. CRONOLOGIA DA DENTIÇÃO

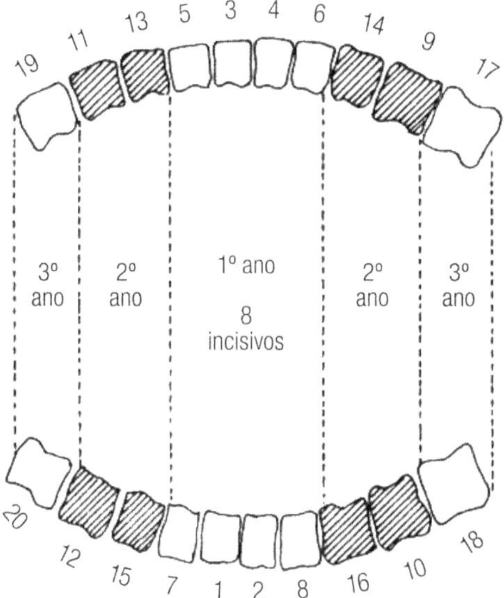

2. DESENVOLVIMENTO PSICOMOTOR

Assim como no desenvolvimento físico facilmente podemos identificar se a criança não avança, porque é muito perceptível com o passar das semanas, podemos também no desenvolvimento psicomotor, porém com um pouco mais de dificuldade.

De todo modo, é importante que os pais tenham noções do grau de desenvolvimento adequado para cada momento.

Veja o comportamento da criança de acordo com a idade:

Um mês: chora; foca o olhar no eixo da visão; levanta a cabeça quando está de bruços; fecha com força a mão e dobra o punho; o corpo responde ao movimento da cabeça por reflexo.

Dois meses: segue com o olhar objetos em movimento; ergue o tórax quando está de bruços; fica com as mãos abertas; sorri e responde às pessoas.

Três meses: começa a emitir sons (guu); abre as mãos separando os dedos; abre a boca quando vai receber comida; domínio da cabeça.

Quatro meses: emite sons (guu); sorri e murmura; segura o chocalho; leva as mãos à boca; presta atenção lhe mostramos as mãos; ri.

Cinco meses: vira a cabeça na direção de um barulho; estando deitada, vira-se de um lado para o outro, fica de bruços ou de barriga para cima, girando a cintura.

Seis meses: responde de maneira diferente às pessoas conhecidas e às estranhas; leva os pés à boca quando está deitada; agarra os objetos que lhe são oferecidos; bate na mesa com a colher; pega objetos pequenos; senta-se sozinha e sustenta o corpo inclinado para frente sobre as mãos.

Oito meses: senta-se ereta e sozinha; pega objetos entre os dedos polegar e indicador (denomina-se capacidade de preensão); passa os objetos de uma mão à outra enquanto os observa.

Dez meses: empurrando o corpo para levantar-se sozinho; responde virando a cabeça se é chamado pelo nome; empilha cubos; fica ereto; explora os móveis do ambiente; engatinha; aponta com o dedo indicador; brinca de esconde-esconde; dá tchauzinho com a mão.

Doze meses: anda segurando as mãos do adulto; senta-se sozinha; responde ao "não"; coloca objetos em uma caixa; devolve os brinquedos quando lhe pedem; consegue dizer da-dá, ma-má, pa-pá.

Quinze meses: caminha sem nenhuma ajuda; sabe falar quatro ou cinco palavras; mostra o que quer; balbucia imitando palavras; consegue nomear objetos que lhe são familiares; sobe escadas engatinhando.

Dezoito meses: aponta seu nariz, seus olhos e seu cabelo; diz "oi" e palavras como "obrigado"; senta-se com segurança e consegue alimentar-se sozinha; consegue correr.

Vinte e quatro meses: corre sem cair; sobe e desce escadas sozinha e usa frases de três palavras; refere-se a si mesma pelo seu próprio nome; usa pronomes e verbos nas frases; usa o vaso sanitário durante o dia e pode expressar verbalmente quando quer fazer xixi ou cocô. É mais fácil ensinar os hábitos de higiene a meninas que a meninos; elas começam a falar mais cedo que eles.

Trinta e seis meses: sobe e anda de triciclo. Usa plural; é a fase das perguntas "o quê", "onde", "como". Alimenta-se bem por si mesma. Emprega o pronome "eu" e aprende o EU. É o período do individualismo, que se manifesta num primeiro momento como atitude de oposição ou rejeição. Nesta época, firma-se o sentimento de posse, distinguindo o que lhe pertence do que é emprestado, ainda que a princípio tente apropriar-se do que é do outro usando violência, malícia, mentindo ou tentando transformar o seu em meu.

Qualquer variação no decorrer do desenvolvimento não implica necessariamente uma anomalia, pois há uma grande variedade individual. A avaliação do desenvolvimento vai se dar pela observação dos pais aliada à experiência do médico.

Para acompanhar o desenvolvimento psicomotor, recomendamos que faça as anotações correspondentes no quadro V do ANEXO II.

O QUE DEVO LEMBRAR DESTE CAPÍTULO

ACOMPANHAMENTO DAS ORIENTAÇÕES DO SEU MÉDICO

ORIENTAÇÃO MÉDICA	ACOMPANHAMENTO

ACOMPANHAMENTO DAS ORIENTAÇÕES DO SEU MÉDICO

ORIENTAÇÃO MÉDICA	ACOMPANHAMENTO

VI. QUAIS VACINAS SEU FILHO PRECISA TOMAR E QUANDO

O recém-nascido chega ao mundo com algumas defesas – imunização passiva – transmitidas pela mãe, que o previnem das doenças que esta tenha tido. Em geral, costuma estar protegido contra o sarampo, a rubéola, difteria, poliomielite e escarlatina, que são excepcionais antes dos seis meses de idade. É possível que contraia parotidite e varicela, mais conhecidas por caxumba e catapora, respectivamente; e, mais com mais frequência, coqueluche.

A partir dos seis meses, vão desaparecendo os anticorpos maternos, e o lactante pode ser contagiado por estas doenças, sendo necessário iniciar a vacinação para que posso imunizar-se diretamente por seus próprios meios. No Brasil, costuma-se começar o calendário de vacinação ainda antes disso, logo que o bebê nasce.

Desde o início da vacinação contra a varíola, que foi a primeira a ser utilizada, ocorrido 14 de maio de 1976, as vacinas representaram um dos descobrimentos mais transcendentais para a humanidade, e um dos maiores êxitos do século XX, quando foram aplicadas massivamente.

A vacina é um preparado de origem microbiana, seja de germens vivos, atenuados ou suas toxinas, que, introduzido no organismo, produz uma resposta imunitária, sem ter de transmitir a doença. Uma criança vacinada fica nas mesmas condições de uma criança que tenha sofrido a doença e se recuperado. A diferença é que o primeiro sofreu apenas uma leve picada, ou tomou gotas via oral, enquanto o segundo, para alcançar este estado, teve de sofrer a doença e correr o risco de suas possíveis complicações.

CALENDÁRIO DE VACINAÇÃO – VACINAS BÁSICAS

Realizar o calendário de vacinação significa aplicar gradualmente uma profilaxia anti-infecciosa, vacinando o mais rápido possível e aplicando o maior número de vacinas simultaneamente. Este calendário está sujeito a variações de acordo com cada país e as distintas ideologias.

Para vacinar a criança, pode-se recorrer ao pediatra, que poderá ele mesmo aplicar as vacinas básicas, aconselhar outras complementares, ou um sistema diferente da norma geral. Também pode-se recorrer aos postos municipais de saúde, que aplicam gratuitamente as vacinas básicas, inclusive promovendo campanhas nacionais de vacinação.

É muito importante levar a Caderneta de Vacinação da Infantil, que a criança recebe quando aplicadas as primeiras vacinas, assim como mantê-la em boas condições e sempre atualizada. Em caso de extravio, o pediatra, os postos de saúde, ou as clínicas especializadas podem fornecer outra, mas será preciso lembrar as vacinas já realizadas e suas datas.

Portanto, é importante utilizar este livro para fazer as anotações do bebê, nas páginas destinadas a isso, e conservá-lo como um autêntico passaporte, ou documento de identidade do bebê.

Confira abaixo quando seu filho deve ser vacinado, e em que consiste cada vacina.

As reações às vacinas, geralmente, são raras e leves. Podem ser de tipo local, causando incômodos como dor ou inchaço no local da injeção; ou de tipo geral, que se caracteriza por febre, perda de apetite, cansaço etc. Caso a criança apresente estas reações, basta tratá-lo com antitérmico e não força-lo quanto à alimentação e às atividades. Se o quadro de febre for mais longo ou intenso, é preciso consultar o pediatra.

É aconselhável que antes da vacinação, sobretudo se realizada em postos oficiais, consulte-se o pediatra, porque estes calendários de vacinação estão sujeitos a mudanças periódicas conforme os estudos realizados em cada país, que geralmente demoram a ser implementadas nacionalmente.

Para cumprir o calendário de vacinação e manter o correspondente registro, recomendamos que utilize o quadro VI, do ANEXO II.

QUADRO I – CALENDÁRIO BÁSICO DE VACINAÇÃO DA CRIANÇA*

Idade	Vacina	Dose	Doenças evitadas
Ao nascer	BCG-ID	Dose única	Formas graves da tuberculose (sobretudo nas formas miliar meningea)
	Hepatite B	1º dose	Hepatite B
1 mês	Hepatite B	2º dose	Hepatite B
2 meses	Tetravalente (DTP+Hib)	1º dose	Difteria, tétano, coqueluche, meningite e outras infecções por Haemophilus influenzae tipo b
	Vacina oral poliomielite (VOP)		Poliomielite ou paralisia infantil
	Vacina Oral de Rotavírus Humano (VORH)		Diarreia por rotavírus
	Vacina pneumocócica 10 (conjugada)		Pneumonia, otite, meningite e outras doenças causadas pelo Pneumococo
3 meses	Meningocócica C (conjugada)	1º dose	Doença invasiva causada por Neisseria meningitidis do sorogrupo C
4 meses	Tetravalente (DTP+Hib)	2º dose	Difteria, tétano, coqueluche, meningite e outras infecções por Haemophilus influenzae tipo b
	Vacina oral poliomielite (VOP)		Poliomielite ou paralisia infantil
	Vacina oral de Rotavírus Humano (VORH)		Diarreia por rotavírus
	Vacina pneumocócica 10 (conjugada)		Pneumonia, otite, meningite e outras doenças causadas pelo Pneumococo

5 meses	**Meningocócica C (conjugada)**	2° dose	Doença invasiva causada por Neisseria meningitidis do sorogrupo C
6 meses	**Hepatite B**		Hepatite B
	Vacina oral poliomielite (VOP)		Poliomielite ou paralisia infantil
	Tetravalente (DTP+Hib)	3° dose	Difteria, tétano, coqueluche, meningite e outras infecções por Haemophilus influenzae tipo b
	Vacina pneumocócica 10 (conjugada)		Pneumonia, otite, meningite e outras doenças causadas pelo Pneumococo
9 meses	**Febre amarela**	Dose inicial	Febre amarela
12 meses	**Tríplice viral (SCR)**	1° dose	Sarampo, caxumba e rubéola
	Vacina pneumocócica 10 (conjugada)	Reforço	Pneumonia, otite, meningite e outras doenças causadas pelo Pneumococo
15 meses	**Tríplice bacteriana (DTP)**	1° reforço	Difteria, tétano e coqueluche
	Vacina oral poliomielite (VOP)	Reforço	Poliomielite ou paralisia infantil
	Meningocócica C (conjugada)		Doença invasiva causada por Neisseria meningitidis do sorogrupo C
4 anos	**Tríplice bacteriana (DTP)**	2° reforço	Difteria, tétano e coqueluche
	Tríplice viral (SCR)	2° dose	Sarampo, caxumba e rubéola
10 anos	**Febre amarela**	1 dose a cada 10 anos	Febre amarela

* Mantida a nomenclatura do Programa Nacional de Imunização e inserida a nomenclatura segundo a Resolução de Diretoria Colegiada – RDC nº 61 de 25 de agosto de 2008 – Agência Nacional de Vigilância Sanitária – ANVISA

O QUE DEVO LEMBRAR DESTE CAPÍTULO

ACOMPANHAMENTO DAS ORIENTAÇÕES DO SEU MÉDICO

ORIENTAÇÃO MÉDICA	ACOMPANHAMENTO

ACOMPANHAMENTO DAS ORIENTAÇÕES DO SEU MÉDICO

ORIENTAÇÃO MÉDICA	ACOMPANHAMENTO

VII. COMO ESTIMULAR A INTELIGÊNCIA E APRENDIZAGEM DE SEU FILHO

É inquestionável que as crianças que recebem expressivo estímulo desde o nascimento apresentam maior desenvolvimento físico e mental, e ainda adquirem maior capacidade de resistência diante de qualquer tipo de situação difícil.

Este fato, que havia-se observado de forma prática, deve-se a que toda criança necessita:

– Ser desejada;

– Ser amada;

– Que falemos com ela;

– Que brinquemos com ela.

Muitos estudos demonstram que a criança é sensível ao estado afetivo da mãe, mesmo antes do nascimento. A boa relação do casal também é importante, pois repercute em seu temperamento. Para alcançar o bem-estar, é importante seguir o máximo possível as orientações dadas quanto à aos cuidados da gestante, que se resumem em manter uma dieta equilibrada, uma vida organizada e, sobretudo, a que se encontre bem em todos os planos, tanto físico, psicológico, como social. Para ter filhos desejados, é primordial estar informado sobre planejamento familiar, e que o casal esteja incumbido da difícil tarefa de formar uma família.

As crianças, quando nascem, já fazem uso dos sentidos: visão, audição, olfato, tato e paladar. Com os sentidos, desenvolvem-se os sentimentos, então aprendem a amar e desejam ser amadas. A criança olha com intensidade o rosto da mãe e percebe seus sentimentos; assim, vai sorrir com o sorriso da mãe, e até mesmo sua voz produzirá uma reação.

A criança necessita que se converse com ela enquanto toma banho, veste-se, come ou brinca-se com ela. Em resposta a esses estímulos, a criança tenta compreender o que estão dizendo, e procura expressar-se, o que pouco a pouco vai conseguindo. É necessário comunicar-se com a criança, pois ela é como um estrangeiro que tenta aprender a língua do país, tenta compreender e necessita expressar-se livremente. Portanto, precisa exercitar-se e escutar. Uma criança isolada seguramente apresentará um atraso na linguagem, isto é, as crianças tem a necessidade de escutar a linguagem dos adultos para aprender a falar. Nesta idade, é perigoso afastar a criança, sobretudo porque está em idade de começar a ficar atento, a compreender as palavras essenciais e a tentar expressá-las. Por isso, ao falar das creches, não recomendamos a separação da família entre os 8 e os 16 meses.

Todos requerem experiência táctil para desenvolver a compreensão de seu universo. É preciso que o bebê seja estimulado a tocar os objetos móveis que são colocados no berço, que se estimule seu interesse, que brinquem com as coisas, manipulem, batam. E quando conseguem seu propósito, alegram-se, celebram com ruídos ou risadas seus êxitos e descobertas. Neste âmbito, a hora do banho é importante, porque além dos brinquedos, o bebê tem a presença física de sua mãe, que brinca, toca, faz carinho e se comunica com ele. Ao completar 8 meses, a criança conhece bem a mãe e seu meio familiar, distingue claramente os estranhos e, por isso mesmo, não os aceita espontaneamente.

O primeiro ano é talvez o ano mais importante de toda a vida, pois desde o nascimento, quando o bebê dependerá continuamente de sua mãe, lentamente irá se produzindo uma independência, para a qual será muito importante a estimulação afetuosa e um tanto de segurança, como comentou-se anteriormente. Com isso, vai se construindo o processo de socialização da criança, que avançará quando começar a andar, a comer sozinha, a expressar-se, e estas capacidades, se estimuladas corretamente, começarão a ser realizadas até completar um ano de vida.

Sinais que devem chamar a atenção dos pais em relação à visão e à audição das crianças.

- A mãe tem a possibilidade de notar que o filho apresenta um atraso psicomotor, o que será mais difícil de observar que o caso de atraso físico, mas que é mais importante, pois a detecção precoce pode favorecer o tratamento.

Alguns sinais de alarme que, portanto, sugerem que o médico seja consultado:
* 6 a 8 semanas: o bebê não reage à voz e aos sons habituais;
* 3 a 4 meses: não demonstra interesse por pessoas ou brinquedos;
* 10 meses: não balbucia de maneira repetitiva para si mesmo ou para os outros (este último começa aos 7 ou 8 meses);
* 21 meses: não pronuncia sequer uma palavra (começaria com a idade média de começo entre 13 e 15 meses);
* 27 meses: não faz frases de duas ou três palavras (começaria com a idade média de 18 a 22 meses);
* 4 anos: não utiliza uma linguagem compreensível (idade média de 3 a 3 anos e meio).

Sugestões de estímulos que os pais podem oferecer.

Os exercícios de estimulação devem ser praticados diariamente, introduzidos de forma progressiva, sem cansar a criança, de modo que acabe desistindo e preferindo exercícios mais fáceis.
* Habituá-la ao contato humano, tocar seu corpo, acariciá-la, olhá-la e falar com ela;
* Provocar seu interesse mediante estímulos luminosos, movimentos, dando-lhe para tocar pequenos objetos de formas e cores variadas, com os quais o bebê pode ser estimulado reiteradamente;
* Sua audição será estimulada mediante sons, ruídos e ritmos (campainhas, chocalhos, palmas), mudando de tom e de direção;
* Provocar que realize movimentos com a boca (lamber, chupar, mastigar, assoprar);
* Familiarizá-la com os objetos que toca, pega, arrasta, coloca na boca etc.;
* Exercitar a destreza manual, fazendo que agarre algumas coisas com a mão, brinque com a água, com pés e mãos, brinque com os dedos etc.;
* Educar o movimento corporal seguindo o ritmo de tambores, ou de acordeom; que rode, se incorpore, engatinhe etc.;

• Iniciá-la na linguagem chamando-a pelo nome, nomeando os pais, os irmãos e as coisas;

• Iniciá-la no cantarolar de músicas;

• Ensinar o uso paulatino de palavras que possam expressar seus desejos ou designem certos objetos;

• Acostumá-la à limpeza e arrumação das coisas que usa ou com que brinca;

• Habituá-la a comer com colher e garfo; se possível, sempre no mesmo horário;

• Acostumá-la a permanecer em sua cama durante a noite;

• Buscar que os acontecimentos despertem nela sentimentos de confiança e bem-estar, manifestando-os e fazendo que os repita, evitando sempre que fique nervosa ou mimada.

Do nascimento aos 3 meses

Os recém-nascidos dormem grande parte do tempo, têm bom ouvido e gostam de observar o movimento, de ver cores vivas. Adoram, sobretudo, que os peguem nos braços e os acariciem.

Pode-se ajudar-lhes a dirigir e focar o olhar dando-lhes chocalhos ou motivando que toquem e agarrem objetos selecionados. Fazer que agarrem os dedos das pessoas. É bom cantar para o bebê e sempre brincar com ele.

Há muitos brinquedos apropriados a essa idade, as empresas especializadas podem aconselhá-los. Mas citamos alguns: bolas de diferentes texturas e sons, bonecos macios e leves, caixas de música, móbiles musicais, chocalhos, brinquedos de borracha especial etc.

De 3 a 6 meses

Durante este período, o bebê adquire controle do corpo e da cabeça, inclusive consegue se sentar e pode tentar engatinhar. Seu objetivo mais importante é conseguir mover-se sozinho.

Nesta idade, precisam de espaço para explorar. Os brinquedos que mais vão estimular o bebê e mantê-lo interessado são aqueles que propõe o desenvolvimento de alguma atividade, ou que podem ser manipulados de diferentes maneiras.

Os brinquedos mais apropriados a esta idade são: brinquedos que flutuem na água, chocalhos grandes, cubos grandes e macios com desenhos, marionetes, bolas macias...

De 6 a 12 meses

Nesta fase, vão gostar das brincadeiras simples de esconder e de dar adeus com a mão. É a fase de querer tocar em tudo. Seu filho vai se divertir ao ver desenhos em livros.

Os jogos com bola e de empilhar peças, assim como desmontar as construções, também são brincadeiras de interesse. E ainda abrir, fechar e esvaziar caixas.

Os brinquedos apropriados a esta idade são: bonecas bebê, discos de música infantil, cubos plásticos, livros com desenhos, bolas grandes de borracha macia e de plástico.

De 12 a 18 meses

A criança já sabe andar e pular. Interaja com ela contando histórias e cantando músicas infantis, brincando de esconder, ou inventando jogos de mostrar partes do corpo e objetos, ou de procurar alguma coisa.

Brinquedos apropriados a esta idade: com música, de montar, cavalinho de balanço, livros de historinha.

De 18 meses a 3 anos

As atividades ao ar livre são indispensáveis, principalmente as brincadeiras com terra e água: pás, baldes, caminhões com caçamba, enfim, toda classe de recipientes que possam ser enchidos e esvaziados são convenientes.

Brinquedos que estimulem o desenvolvimento da inteligência são necessários. Quebra-cabeças simples, copos de colocar um dentro do outro, cubos de empilhar etc.

Começam a brincar de boneca e se interessam por brinquedos com movimento (carros, trens, aviões).

O QUE DEVO LEMBRAR DESTE CAPÍTULO

ACOMPANHAMENTO DAS ORIENTAÇÕES DO SEU MÉDICO

ORIENTAÇÃO MÉDICA	ACOMPANHAMENTO

VIII. PROTEJA SEU FILHO DE POSSÍVEIS ACIDENTES

Os avanços da medicina produziram a diminuição da mortalidade causada por diversas doenças, especialmente as infecciosas. No entanto, com a industrialização, a mortalidade por acidente aumentou de modo alarmante.

Esta situação faz que atualmente a causa mais frequente de morte de crianças com mais de um ano e de adultos jovens seja os acidentes.

Os pais devem ser os mais preocupados em prevenir acidentes na infância; a técnica, a serviço da prevenção, ajudará os pais nessa tarefa. Desta maneira, foram criadas capas de tomadas que impedem a entrada dos dedos das crianças e aparelhos que cortam a corrente elétrica em caso de curto-circuito.

Por outro lado, pensamos que é imprescindível que a criança tenha experiências positivas de atenção, de satisfação de suas necessidades, prudência, contenção, juízo etc., que permitam que ela identifique pais prudentes e ativos, e a isso se incorpore, podendo também formar-se uma pessoa prudente e ativa.

Na prevenção dos acidentes, é preciso atuar simultaneamente nos **quatro fatores principais** que inspiram **acidentes**: a criança, o meio ambiente humano, o meio ambiente físico e o agente do acidente.

a. A criança

Durante os primeiros anos, os pais são totalmente encarregados da proteção da criança. Portanto, durante este primeiro período, que compreenderá os primeiros dois ou três anos, a atitude dos pais deve ser de vigilância "intensiva" e de proteção.

A partir dos 3 anos, quando a criança já entra no marco da atividade escolar ou extraclasse, e o desejo de explorar o mundo se desenvolve, aliado ao gosto pelo risco e ao controle psicomotor imperfeito, a atitude dos pais ou educadores deve ser de proteção, pois a criança não tem consciência dos perigos que a rodeiam; isto sem promover a superproteção da criança, que seria prejudicial, pois esta precisa aprender a reconhecer, de forma progressiva, os riscos das atividades que realiza. Portanto, a partir dos 3 anos, deve-se combinar educação e proteção.

b. O meio ambiente humano

O meio ambiente humano é constituído inicialmente pelos pais. A criança precisa receber informações e mesmo uma educação para a higiene e saúde, o que pode ser feito nos jardins de infância ou nas escolas, visando à prevenção de acidentes.

Posteriormente, faz-se necessário que os educadores, médicos, ou assistentes sociais ensinem nas escolas as normas de segurança quanto à prevenção dos acidentes.

c. O meio ambiente físico

É necessário que as condições de vida das crianças sejam as mais seguras possíveis. Para isso, é preciso criar no ambiente coletivo e familiar um verdadeiro clima de prevenção aos acidentes.

Para isso, é indispensável ter bom conhecimento das causas mais frequentes de acidentes, com base em uma boa informação sanitária, e conhecimento das possíveis soluções tecnológicas – que são muitas –, que não necessariamente vão pesar excessivamente sobre o orçamento familiar.

d. O agente do acidente

Pensar que, para a criança, qualquer objeto pode ser motivo de acidente. Esta ideia é primordial para a prevenção de acidentes.

1. TRANSPORTE EM AUTOMÓVEL

A criança que viaja em carro é muito vulnerável, em caso de acidentes. Seu tamanho, volume e peso da cabeça, assim como a consistência do crânio e da caixa torácica, são circunstâncias especialmente favorecedoras de lesões graves. O maior risco é quanto aos bebês com menos de 6 meses que não viajam presos adequadamente.

Estudos comprovam a eficácia da proibição vigente de que crianças viajem no banco da frente, entretanto, ainda há crianças que viajam sem que sejam cumpridas as medidas de segurança necessárias. Fique atento à legislação vigente e garanta a maior segurança possível a seu filho.

2. QUEDAS

As quedas são os acidentes mais frequentes entre as crianças.

Para prevenir as quedas:

• Evitar desníveis e irregularidades no chão da casa;

• Usar pisos de tipo que não escorregue, especialmente em banheiros e cozinha.

• Os tapetes, ou outros elementos que fiquem no chão, devem ser bem fixados e presos ao piso.

• A iluminação, sobretudo, de corredores e escadas, deve ser adequada.

• Não deixar jogados no chão brinquedos ou objetos em que se possa tropeçar.

• Cumprir as normas relativas à construção de sacadas, terraços e janelas, e não deixar de usar grades de segurança que permitam a passagem de ar, mas não a das crianças, com barras verticais, e travas de segurança nos mecanismos que tiverem de ser móveis.

• É aconselhável colocar suplementos se segurança infantil nas grades, janelas e sacadas já existentes, como telas, por exemplo.

• A cama da criança deve ter grade de proteção.

• Definitivamente, faz-se necessária a vigilância e atenção contínuas dos pais, além da educação preventiva.

3. QUEIMADURAS

Afetam principalmente as crianças menores de 4 anos, com um pico aos 2 anos. A maioria ocorre em casa.

Prevenção
Queimaduras por fogo:
• Evitar fogo aberto ou protege-lo;
• Não sobrecarregar as instalações elétricas;
• Usar cinzeiros com base estável e tampa;
• Não fumar na cama;
• Não deixar as crianças sozinhas em casa jamais.

Queimaduras por líquidos:
• Utilizar termostatos que limitem a temperatura da água, ou um mistura-dor, para dar a temperatura adequada à água.
• Se não houver misturador, abrir sempre a torneira de água fria antes da de água quente;
• Fixar o fogão à parede ou ao piso;
• Direcionar as asas e braços das panelas para a parede, nunca para fora do fogão;
• Não transportar água quente de um lugar a outro na casa se a criança estiver por perto e se puder esbarrar nela.

O **tratamento inicial** e caseiro das queimaduras em geral consiste em tirar a roupa da parte queimada e aplicar abundante água fria, até que a dor seja contida. Se a parte queimada for extensa, é melhor não tirar a roupa, e levar a criança imediatamente a um atendimento médico de emergência, enrolada num lençol limpo.

Não perder tempo e não usar pomadas, nem nenhum tipo de remédio caseiro.

Levar ao atendimento médico o recipiente do produto que tenha ocasionado a queimadura.

4. INTOXICAÇÃO

Em primeiro lugar, vale dizer que os analgésicos, principalmente a aspirina, e os psicofármacos, tranquilizantes, sedativos, ou seja, os medicamentos, são a causa mais frequente deste grupo. Depois destes, a segunda maior frequência maior frequência é dos produtos de uso doméstico: detergentes, solventes, desinfetantes etc.

Prevenção:
• Guardar medicamentos e produtos tóxicos em armários trancados;
• Preferir medicamentos e produtos tóxicos que tenham fechamentos seguros;
• Comprimidos e drágeas devem estar em cartelas, de modo que só se possa retirar um a um;
• Nunca deixar medicamentos e tóxicos no mesmo armário da comida;
• Não tomar remédios em frente às crianças, pois é natural que tendam a imitar os adultos.

Como tratamento inicial, dar dois copos de água ou leite, para diluir o tóxico. Se a intoxicação for medicamentosa, e a criança não está inconsciente ou convulsiva, pode-se provocar o vômito, colocando-lhe uma colher ou os dedos na garganta depois de ter tomado um copo d'água.

Isto não pode ser feito com outros produtos tóxicos, como, por exemplo, cáusticos, derivados do petróleo etc. Neste caso, não perca tempo e dirija-se imediatamente a um atendimento médico de emergência; se possível, com o produto causador da intoxicação.

O QUE DEVO LEMBRAR DESTE CAPÍTULO

ACOMPANHAMENTO DAS ORIENTAÇÕES DO SEU MÉDICO

ORIENTAÇÃO MÉDICA	ACOMPANHAMENTO

IX. A CRECHE É UMA BOA SOLUÇÃO?

A mulher tem o direito legítimo e inalienável, sem dúvida, de trabalhar fora, mas também a criança tem o direito de ser educada de acordo com suas necessidades, de modo que seu desenvolvimento seja favorecido.

Os **problemas das creches** referem-se fundamentalmente a:

• Construção inadequada. Devem oferecer temperatura adequada, iluminação, ar livre, proteção de ruídos externos, tudo pensando nas necessidades das crianças;

• Educadores. Geralmente são deficientes de formação. O correto é que:

– Tenham dedicação exclusiva ao trabalho na área educacional;

– Haja um único educador responsável, de modo que, havendo mais de um, haja acordo entre eles;

– O número de crianças por educador seja reduzido:

De 0 a 9 meses: 6 bebês por educador;

De 9 a 16 meses: 8 bebês por educador;

De 16 a 24 meses: 10 crianças por educador;

De 24 a 30 meses: 12 crianças por educador;

De 30 a 36 meses: 16 crianças por educador.

– Cada criança receba atenção particular;

– Tenha capacidade de observação, para perceber os progressos e as reações da criança.

• Morbidade somática infantil, ou seja, o que mais causa doenças nas crianças: a maior incidência é de doenças infecciosas. Mas há um aumento da incidência de doenças comuns, que certamente aparecem em maior número quando a criança passa a frequentar o berçário ou creche.

Uma creche de boa qualidade, bem dirigida, dispõe de controle pediátrico, o que facilita um diagnóstico precoce correto da patologia infantil.

A creche deve funcionar como uma escola de pais, pois isto contribui enormemente para a promoção de saúde e prevenção das doenças. E jamais pode ser vista como uma enfermaria, pois criança saudável tem o direito de que outra criança, que esteja com alguma doença contagiosa, não a infecte; assim como a criança doente tem o direito de permanecer em casa, como os adultos, evidentemente recebendo a atenção de sua família.

• **Os problemas psicológicos.** Muitos pais vivem a situação de colocar o filho na creche como se configurasse abandono; portanto, costumam se culpabilizar. Para compensar esse abandono, mimam e superprotegem os filhos, esquecendo de sua tarefa educacional.

É necessário que haja boa comunicação entre os pais e a equipe da creche.

• **Os problemas políticos e socioeconômicos.** Uma creche de boa qualidade costuma ser muito cara.

Ao considerar colocar seu filho numa creche, seja ela de boa qualidade ou não tão boa, é preciso pensar que esta nunca será nem a única solução possível, nem a melhor.

A frequência à creche antes do segundo ano não é aconselhável e é até considerada negativa, pela dificuldade que apresenta à amamentação e, ainda mais importante, porque a relação íntima e contínua entre mãe e filho, tão importante nesta etapa, é cortada. Por outro lado, fica difícil educar uma criança com duas "mães".

Se for o caso de escolher a creche, é necessário encontrar uma que satisfaça os pontos abordados anteriormente e que, além disso, para garantir um funcionamento correto, ofereça estas características:

• As condições físicas do local e dos equipamentos devem ser regulamentadas e controladas pelos órgãos competentes;

• Pessoal capacitado, profissional;

• Deve ser supervisionada e ter suporte técnico qualificado de profissionais da saúde e psicopedagogos.

As vantagens da creche são permitir que a mãe trabalhe e a renda familiar aumente; permitir que a mãe dê continuidade a suas atividades habituais e, especialmente a partir dos dois anos, que a criança tenha contato com outras crianças da sua idade, aprendendo a se relacionar, o que lhe é um benefício psicológico.

Apesar de tudo, é preciso que se saiba, **que o ideal é que as crianças menores de três anos sejam cuidadas por suas famílias**. No caso de ter de recorrer à creche, a separação da unidade mãe-filho é mais traumática entre os 8 e 18 meses, então, se for preciso realizá-la, melhor que seja antes dos 6 meses. Sem dúvida, o fator decisivo para a escolha deve ser a competência da equipe que integra a creche.

O QUE DEVO LEMBRAR DESTE CAPÍTULO

ACOMPANHAMENTO DAS ORIENTAÇÕES DO SEU MÉDICO

ORIENTAÇÃO MÉDICA	ACOMPANHAMENTO

X. OS MITOS POPULARES MAIS COMUNS SOBRE AS CRIANÇAS

Neste capítulo, trataremos de alguns conceitos equivocados ou errados em relação à saúde infantil, que habitualmente expressam-se na prática.

A seguir, faremos breves comentários referentes a tais mitos da medicina infantil, lembrando que a medicina é uma ciência, e como tal, está sujeita a interpretações de tipo lógico, racional, realizadas por pessoas conhecedoras do tema.

Inchaço nas mamas do recém-nascido

Frequentemente o recém-nascido apresenta um inchaço numa das mamas, ou em ambas, e até alguma secreção, o que é produzido pela passagem de hormônios maternos à sua circulação sanguínea. O tratamento consiste em não fazer nada, e sobretudo não espremer as mamas, pois é prejudicial e gera o risco de causar infecções (mastite).

Acne no rosto e no corpo do lactante

Quando o bebê tem uma leve infecção cutânea, é comum que seja atribuída a um leite muito forte, quando se trata de leite materno. Se o bebê consumir leite em pó, diz-se que a marca do leite é o problema.

Nada disso é verdade e não há motivo para mudar a marca ou substituir a amamentação, pois na verdade o fato se deve a que o lactante de 1 a 2 meses apresenta características especiais de relação com o aumento da secreção de testosterona. Portanto, não deve-se alterar o leite.

Hérnia umbilical

A presença de hérnia umbilical é frequente durante o primeiro ano de vida, o que se manifesta como uma pequena saliência que se expande e contrai com o movimento da respiração, a tosse ou aumento da pressão abdominal. Inicialmente, não se aconselha a utilização das medidas populares, como prender um esparadrapo para enrugar a pele do umbigo, ou algum tipo de prendedor, pois essas técnicas não ajudam a melhorar, e pensa-se até que dificultam mais. O melhor é que, em caso de hérnias pequenas, aproximadamente de tamanho inferior a 1 ou 2 cm, espere-se, pois normalmente a grande maioria se fecha durante o primeiro ano. É possível que hérnias maiores também se fechem; portanto, o correto é consultar o pediatra sobre o caso.

Pernas arqueadas ou em X

Há o mito de que as pernas arqueadas ou em X, também chamadas de pernas de tesoura ou joelhos para dentro, são manifestação de raquitismo, e que teriam de ser tratadas com abundância de cálcio e vitaminas, e mesmo com medidas ortopédicas. A realidade objetiva é que são variações dentro da normalidade e podem ser influenciadas pela variabilidade do crescimento dos côndilos femorais e, portanto, em muitos casos, e mais concretamente no caso de pernas arqueadas, podem ser de resolução espontânea. Não devem ser tratadas com medicamentos (vitaminas ou cálcio), tampouco ortopedicamente, salvo em casos de pernas em X muito acentuadas. Neste caso, medidas simples, como a aplicação de formas de salto, presas com alças ao calcanhar, que mantenham o pé ligeiramente inclinado, conseguirão corrigir até certo ponto a anomalia.

Frênulo da língua

Às vezes, o frênulo da língua (membrana que prende a língua ao assoalho da cavidade bucal) é responsabilizado pelos problemas da fala, o que leva a que se recorra a um corte dele para solucionar o problema. Salvo o frênulo lingual seja realmente muito curto, este não é um procedimento apropriado; portanto, não se deve fazer o corte sistematicamente.

Pé chato

Durante os primeiros anos, os tecidos da criança são moles e muito elásticos, o que se observa também no pé, por um achatamento do arco plantar, que ocasiona o pé chato. Não é recomendável o uso de palmilhas durante os primeiros anos, a não ser que isso provoque dor, o que é muito raro. A orientação é basicamente fazer exercícios (como andar na ponta dos pés) e usar sapatos adequados, que sustentem corretamente o calcanhar e sejam levemente rígidos, para guiar o crescimento adequado do pé.

Fimose no lactante

Existe a ideia de que o lactante que apresenta fimose deve sofrer intervenção nesta idade. Este é um erro de que o médico deverá esclarecer os pais, pois está dentro da normalidade que o lactante apresente fimose. O correto é esperar até os 4 anos, quando a criança deve ser avaliada por um cirurgião infantil. Às vezes, os pais são aconselhados a realizar uma massagem, retraindo o prepúcio da criança durante o banho. Não acreditamos que esta medida seja aconselhável, pois pode provocar pequenas feridas ou fissuras no prepúcio, que à medida que cicatrizam fecham ainda mais o orifício prepucial.

Colocar bastante roupa na criança com febre

Esta é outra concepção equivocada. A sudoração é um mecanismo de defesa do corpo, assim como a febre é uma reação do organismo.

Deve-se vestir a criança febril com pouca roupa, sem tampouco encher de cobertas a cama, para que assim o calor seja mais facilmente eliminado.

Outra coisa é que, se a criança estava muito abrigada e passa a suar, não pode ser desabrigada bruscamente, pois a mudança drástica de temperatura lhe fará mal.

Em caso de febre muito alta, aconselha-se despir a criança e aplicar-lhe compressas de água fria ou gelada.

Testículos não palpáveis

Frequentemente pensa-se que, quando não se consegue apalpar os testículos dentro do saco escrotal, é preciso esperar, porque logo vão descer.

Esta orientação é muito equivocada, e certamente o caso é mais complexo que os outros de que tratamos. O mais acertado é consultar o quanto antes um cirurgião pediátrico, que indicará o caminho a seguir.

Os pais devem saber que, inicialmente, como todo conhecimento geral, atualmente há uma tendência a operar os testículos que não desceram (criptorquia) muito rápido, mesmo antes de o bebê completar o primeiro ano, mas geralmente não antes de 6 meses. Isto deve-se ao estudo de que o testículo que não desceu pode prejudicar o outro testículo, mesmo que este esteja corretamente colocado na bolsa escrotal, o que pode provocar esterilidade.

O QUE DEVO LEMBRAR DESTE CAPÍTULO

ACOMPANHAMENTO DAS ORIENTAÇÕES DO SEU MÉDICO

ORIENTAÇÃO MÉDICA	ACOMPANHAMENTO

ACOMPANHAMENTO DAS ORIENTAÇÕES DO SEU MÉDICO

ORIENTAÇÃO MÉDICA	ACOMPANHAMENTO

XI. A GINÁSTICA NA GRAVIDEZ E NO PÓS-PARTO

1. GINÁSTICA DURANTE A GRAVIDEZ

É recomendável fazer ginástica durante a gravidez porque aumenta e conserva a elasticidade dos músculos e dos elementos que intervêm no denominado canal de parto. Aconselha-se começar a praticar exercícios físicos a partir do quinto mês de gestação – já que antes disso seria perigoso, pois poderia favorecer uma ameaça de aborto –, sempre com supervisão médica.

Inicialmente, o mais recomendado seria recorrer a um profissional especializado, de modo a aprender os exercícios mais adequados. Vale lembrar que é indispensável que a realização de exercícios seja diária, com duração de 10 ou 15 minutos. Se não for possível ir a uma academia, pode-se perfeitamente praticar em casa, incluso com a colaboração do marido, que será muito útil e tornará esta atividade diária mais divertida.

Entre os exercícios mais importantes, recomendamos os de relaxamento, técnicas respiratórias e, especialmente, movimentos específicos para o desenvolvimento da musculatura abdominal e pélvica.

Citamos a seguir exercícios recomendados pelo Dr. Dick Read que podem facilitar o parto.

Relaxamento

É preciso aprender a relaxar. Em superfície dura (como sobre cobertor ou colchonete postos no chão), com a cabeça acomodada numa almofada ou travesseiro, comece a relaxar todas as partes do corpo. Este exercício requer tempo e tranquilidade.

Respiração

Quando começar a sentir as dores da dilatação, a mãe deve praticar a respiração abdominal, para aumentar a oxigenação do útero e do bebê. Isto vai facilitar o transcurso do parto e aliviar a dor.

A respiração arquejante ou ofegante, superficial e rápida, será útil quando o bebê começar a empurrar, mas ainda não for o momento de fazer força para expulsá-lo.

Esta respiração também é útil no momento da efetiva expulsão do bebê. O problema seria segurar a respiração, o que muito comumente as mães fazem neste momento, mas prejudica seu desempenho.

Portanto, é muito útil aprender e praticar as técnicas respiratórias antes do parto, pois o tornam mais fácil e menos doloroso.

Exercícios para fortalecer

Há muitos e variados, mas o mais aconselhável é que sejam indicados pelo médico ou profissional especializado, podendo depois realizá-los em casa.

Fortalecimento da pélvis e da coluna vertebral

Deitada numa superfície dura, com os joelhos alinhados, contraia os músculos glúteos e os do baixo-ventre, empurrando fortemente a coluna contra o chão. No momento seguinte, relaxe estes músculos e suspenda a cintura, formando um pequeno arco com a coluna.

Dores do parto para expulsão

De cócoras: separam-se os pés e os joelhos, flexionando as pernas até quase sentar-se sobre os calcanhares. Caminhar nesta posição.

Fortalecer a musculatura da coxa

Sentar-se com os joelhos dobrados para fora, juntando as plantas dos pés, centralizadas junto ao corpo o máximo possível. Nesta posição pode-se ler, costurar etc.

Fortalecer a musculatura abdominal

Deitada no chão, levantar lentamente a cabeça e a perna direita. Levar a mão esquerda ao joelho direito. Fazer o mesmo com perna e mão contrários.

Exercício para a musculatura pélvica

Este é dos mais difíceis.

Primeiro, contrair os músculos glúteos lentamente; depois, também lentamente, voltar a relaxar. Quando realizar este exercício, imagine que está segurando a vontade de urinar. Deverá sentir a contração da vagina. Relaxe os músculos por pelo menos 10 segundos, depois repita.

2. GINÁSTICA PÓS-PARTO

A mulher pode começar a ginástica pós-parto quando se encontrar em condições e tenha recebido alta médica. Aproximadamente, consideremos que se pode começar por volta de uma semana após o parto.

Não se deve exagerar nos exercícios. Entretanto, é preciso ter a meta de realizá-los exercícios durante dois ou três meses, no mínimo.

Os exercícios mais importantes serão para evitar a queda do útero, reverter a diástase retal (deslocamento do reto), recuperar os músculos abdominais retos e oblíquos, e para normalizar o abdome e a cintura.

Evitar a queda do útero

Deitada no chão, levantar as pernas verticalmente, entrelaçá-las uma sobre a outra, e assim apoiá-las contra a parede. Tensionar os músculos da pélvis, contraí-los e relaxar lentamente a tensão. Repetir o exercício 15 vezes.

Reverter a diástase retal

Deitada no chão, esticar as pernas. Levantar ligeiramente a perna esquerda; levantar um pouco o ombro e o braço direitos, assim como a cabeça, até tocar o joelho esquerdo com a mão direita, sem deslocar o ombro esquerdo do chão. Repetir com as pernas e braços opostos. Fazer 10 vezes de cada lado.

Músculos abdominais retos e oblíquos

Deitada no chão e as pernas esticadas, movê-las no ar para cima e para baixo alternadas, sem dobrá-las.

Abdome e cintura

Deitada no chão, esticar as pernas, deixando as mãos ao lado das coxas. Tensionar com força os músculos da pélvis. Levantar, sem relaxar, a cabeça e os ombros, até alcançar uma inclinação de 45 graus. Girar o tronco, quanto for possível, para a direita, depois voltar à posição anterior e relaxar. Voltar a tensionar os músculos da pélvis, girando o tronco agora para a esquerda, repousando em seguida, sem sair da posição de elevação do tronco. Repetir este exercício de 3 a 5 vezes para cada lado. Cada vez que descanse (sem deitar-se), deve deslisar uma não até o joelho e estender o braço oposto para trás, o máximo que o ombro permitir. Depois retoma-se a posição de repouso. Este exercício serve para recuperar as dimensões e formato do corpo.

O QUE DEVO LEMBRAR DESTE CAPÍTULO

ACOMPANHAMENTO DAS ORIENTAÇÕES DO SEU MÉDICO

ORIENTAÇÃO MÉDICA	ACOMPANHAMENTO

ACOMPANHAMENTO DAS ORIENTAÇÕES DO SEU MÉDICO

ORIENTAÇÃO MÉDICA	ACOMPANHAMENTO

XII. DICAS PARA A COMPRA DE PRODUTOS

Os produtos infantis, por serem dirigidos a um dos setores mais indefesos e delicados da sociedade, são submetidos a controle e testes de segurança cada vez mais exigentes. Por isto, quando chegar a hora de comprar estes produtos, podemos ficar bastante tranquilos. Entretanto, neste capítulo, oferecemos dicas que podem ser muito úteis.

MAMADEIRA

Ainda que a mãe amamente o bebê, é sempre necessário ter uma madeira para suco, água, chá…

A mamadeira deve ser fundamentalmente prática, ou seja, fácil de limpar, de esterilizar e de preparar. Deve ter escala de medida, boca larga e, sobretudo, ser resistente a mudanças bruscas de temperatura.

As mamadeiras são fabricadas com cristal termo-resistente, ou com plástico transparente, especialmente indicado para quando o bebê começa a segurar a mamadeira sozinho. Existem vários tamanhos, adequados a cada necessidade: de 250 ml, para alimentar o bebê; de 120 ml, para dar suco ou água; e a micromamadeira, especial para doses de suco ou chá, e também medicamentos.

BICO DA MAMADEIRA

O bico da mamadeira (tetina) é o componente mais importante dela. Um bom bico deve, além de ser suave, flexível, resistente e atóxico, dispor de perfurações adequadas, para facilitar o fluxo regular do leite.

Recentemente, começaram a ser fabricados bicos de silicone, material usado há anos na medicina por sua perfeita tolerância e ausência de contraindicações. Na alimentação infantil, sobretudo nos primeiros meses de vida, quando o bebê tem defesas naturais menos desenvolvidas, os bicos de silicone são especialmente adequados. Mais tarde, quando o bebê tiver alguns meses e suas defesas estiverem fortalecidas, pode-se utilizar bicos de borracha, muito recomendáveis por sua elasticidade natural.

É fundamental escolher um bico que evite cólicas e soluço. Um bom bico deve assemelhar-se ao peito materno. Assim como este, deve funcionar como uma dupla válvula, impedindo que o leite volte para dentro da mamadeira e preenchendo o vácuo que se produz em seu interior. Isto é muito importante, pois assim a criança suga com regularidade, sem esforço e sem ingerir ar, que é a causa das cólicas e soluços.

Existem bicos com essa dupla válvula disponíveis no mercado, que cumprem perfeitamente esta função de anticólica e antissoluço.

ESTERILIZAÇÃO

Principalmente durante os primeiros meses, as condições de higiene e cuidados com todos os utensílios diretamente relacionados ao bebê, como mamadeiras, bicos, chupetas e mordedores, devem ser extremas. Assim, evitará que os germens nocivos cheguem ao frágil organismo do lactante e lhe causem infecções.

Convém lavar as mamadeiras imediatamente após o uso, porque o leite fermenta rapidamente e os germens encontram terreno propício a uma reprodução rápida. Depois de uma lavagem minuciosa, convém esterilizá-las, para assegurar a completa desinfecção.

Para esterilizar, podemos usar dois sistemas: a tradicional fervura, ou a esterilização a frio, mais moderna. Para esterilizar com fervura, será necessário dispor de um equipamento especialmente planejado para isso, que proporcione uma esterilização segura e de total garantia. Recomendamos que o suporte interno do esterilizador (ou cestinho) seja metálico e inoxidável, porque os de plásticos se deformam.

A esterilização a frio traz notáveis vantagens, por sua comodidade. Deve-se escolher uma marca de qualidade reconhecida, cuja solução esterilizadora seja atóxica e não provoque irritação mediante o contato com as mucosas. O conselho do farmacêutico será de grande ajuda para a escolha do produto mais adequado. O recipiente para realizar a esterilização deve ser resistente e de grande capacidade. Já a solução esterilizante poderá ser em sachês ou pastilhas, por dose, ideal para viagens, ou em potes de maior conteúdo, adequados ao uso doméstico.

CHUPETAS

A chupeta acalma e tranquiliza o bebê. Portanto, é sempre conveniente ter à mão uma chupeta, mas não uma qualquer. Os pediatras odontologistas recomendam as chupetas anatômicas, ou achatadas dos dois lados. Ainda que o mais importante seja o modelo, é melhor escolher uma com bico (tetina) suave, macio e flexível. As chupetas que têm partes duras no interior do bico provocam a deformação das gengivas e até do palato do bebê (céu da boca).

O mercado oferece uma ampla variedade de modelos. A seguir, resumimos as principais recomendações dos ortodontistas especializados e as normas de segurança mais importantes.

• Bico suave e flexível;

• Que não tenha partes duras no bico, pois podem deformar as gengivas e arquear os dentes;

• Que não possam ser desmontadas pelo bebê;

• Que o disco rígido (externo) seja de 44 mm (antiasfixia) e possua orifícios de respiração;

• Que fique plana se o bebê dormir sobre ela;

• Que possua cantos arredondados, seja atóxica e esterilizável;

• Que não seja presa a cordões ou correntes que possam envolver o pescoço.

Durante os primeiros meses, as chupetas de silicone oferecem maior segurança, por sua perfeita tolerância e pela ausência de contraindicações. Quando o bebê tiver alguns meses, as chupetas com bicos de borracha são mais adequadas, por sua elasticidade natural.

ENCERRINHA

A encerrinha, ou cercadinho, é um espaço onde o bebê pode realizar suas atividades e brincadeiras com segurança, mas em hipótese alguma pode funcionar como solução para a mãe que está aborrecida com a criança que está incomodando.

Ao contrário, quando o bebê estiver nervoso ou inquieto, recomenda-se tirá-lo da encerra.

A encerrinha deve estar de acordo com as normas de segurança. Observe os pontos a verificar na hora da compra.

- A abertura máxima dos espaços da rede deve ser de 7 mm;
- A altura mínima da base à borda deve ser de 55 cm;
- Deve ser impossível que o bebê vire a encerra;
- O *design* não pode ter nenhum canto ou saliência que possam machucar o bebê;
- O material deve ser atóxico.

CADEIRINHA

A cadeirinha é um elemento que permite que o bebê, desde que possa ficar sentado até os 3 anos, faça contato social com as pessoas que o rodeiam. Portanto, é um produto infantil muito importante.

O bebê fica seguro na cadeirinha e, além disso, à altura dos adultos, facilitando sua integração à vida dos *gigantes*.

Confira as **normas de segurança** que a cadeirinha deve cumprir.

- Deve ficar fixada firmemente ao chão apenas pelo peso da criança;
- Deve ser testada contra todo tipo de virada;
- Todos os cantos devem ser sem pontas, para não machucar a criança;
- As laterais não devem ter abertura, para que a criança não deslize;
- O cinto de segurança entre as pernas e cintura deve ser resistente aos movimentos bruscos que a criança possa realizar;
- O suporte para os pés deve ter profundidade de aproximadamente 10 cm;
- Os materiais utilizados em sua construção devem ser atóxicos.

CARRINHO

O carrinho é um produto infantil indispensável desde as primeiras semanas de vida, que permite ao bebê entrar em contato com a natureza, com o ar fresco e luz convenientes à saúde. Se o adulto tem o direito de sair para passear em seu carro, ou caminhando, o bebê também necessita passear, para melhorar a saúde; e, como não caminha, deve ir de carrinho.

O carrinho deve estar de acordo com as **normas de segurança**, o que é muito mais importante que questões estéticas, na hora de escolher.

• Os materiais devem ser atóxicos, resistentes e duradouros;

• Se for dobrável, deve ter trava de segurança, para que não possa se fechar por acidente.

• No mínimo, duas das quatro rodas devem ter freio;

• Todas as saliências e cantos devem ficar protegidos, de modo que não possam machucar o bebê.

O primeiro passeio de recém-nascido deve ser de 10 minutos; depois vai-se aumentando o tempo pouco a pouco, até chegar a tanto tempo quanto se tiver disponível.

A hora do dia dependerá da temperatura, buscando que sejam as mais amenas de cada estação.

PRODUTOS DE SEGURANÇA

Ao falar dos acidentes na infância, comentamos a frequência e importância deles, e que o fundamental é manter a atenção contínua e adotar as medidas de segurança que estejam a seu alcance. Estas medidas serão uma ajuda aos pais, mas jamais vão garantir a segurança total, por isso o cuidado é determinante.

LUMINÁRIA DE TOMADA

Permitem deixar uma luz tênue acesa por toda a noite. Assim o bebê se sente mais confortável. Gasta muito pouca energia.

CAPAS PROTETORAS PARA TOMADAS

É indispensável usar nas tomadas acessíveis às crianças. Devem garantir que a criança não possa introduzir os dedos, nem tirar as capas. Recomendamos que os pais não coloquem, nem tirem as capas em frente às crianças, sequer as toquem, pois o caráter imitativo da criança a levará a querer mexer na tomada.

Recomenda-se que as instalações elétricas sejam bem feitas, assim como a ligação dos eletrodomésticos etc. Não deve-se ligar aparelhos elétricos no banheiro, pelo risco que a humidade provoca.

TRAVAS PARA JANELAS

Impedem que a criança abra ou feche as janelas, correndo os riscos de acidentes que detalhamos no capítulo referente aos acidentes infantis.

BABÁ ELETRÔNICA

Permitem escutar o bebê quando esteja em outro quarto ou cômodo da casa.

GRADES DE SEGURANÇA PARA PORTAS

É perigoso deixar que a criança transite por toda a casa; portanto, recomendamos que seu acesso fique limitado a determinado espaço. Para que não se sinta isolada, o melhor é usar grades de segurança nas portas, com mais ou menos 75 cm de altura, com espaçamento entre as barras de no máximo 7 cm, e com trava que a criança não possa abrir.

BRINQUEDOS DO PRIMEIRO ANO

O melhor brinquedo do bebê é a mãe, que contribuirá para seu desenvolvimento psicomotor; portanto, é muito importante que a mãe brinque com o bebê, e logo vai perceber que ele é mais inteligente do que se supõe.

Confira abaixo as **condições gerais** que os brinquedos devem seguir.

Devem ser inofensivos à saúde da criança (atóxicos), de longa duração, divertidos; quanto menor a criança, maior o brinquedo. E, principalmente, devem ser adequados a cada idade.

Os primeiros brinquedos devem ser colocados no berço, o que contribui para o desenvolvimento sensorial. Os móbiles, por exemplo, permitirão que o bebê relacione sons e barulhos. Desenvolverá a capacidade de alcançar e segurar objetos.

Outro momento agradável para o bebê é o banho, que pode ser aproveitado também para brincar, com brinquedos flutuantes e mesmo com seu próprio corpo, fazendo que o bebê *descubra* as próprias mãos e pés, que serão mais um brinquedo para ele.

Os bichinhos de pelúcia, que podem ganhar abraços e também levar pancadas, assim como todos aqueles elementos que possam ser manipulados pela criança sem apresentar perigo, são aconselháveis.

SABONETE E XAMPU INFANTIS

Para escolher o sabonete, é preciso levar em conta, por um lado, que ele ficará pouco tempo em contato com a pele, e que a maioria dos bebês tolera qualquer tipo de sabonete sem reações adversas; por outro lado, praticamente todos os sabonetes apresentam algum grau de irritação.

Para a higiene da criança, seja lactante ou maior, recomenda-se usar sabonetes suaves, de PH neutro. Em caso de pele sensível, ou com dermatite atópica ou alérgica, é aconselhável usar os substitutos do sabonete, que são chamados de sabonetes sem sabão, que podem ser adquiridos nas farmácias.

Convém que o ensaboamento da pele se restrinja a no máximo 5 minutos, uma ou duas vezes ao dia. O aumento do tempo provoca contato prolongado com o sabão, assim como o amolecimento da pele.

Os xampus são sabões especialmente indicados para a limpeza do cabelo. De modo geral, recomenda-se usar xampus específicos para bebês. Se o cabelo estiver muito sujo, deixe o xampu atuar de 10 a 30 segundos antes de enxaguar o cabelo. Os xampus apresentam menos variedade quanto às suas características e, como ficam menos tempo que o sabonete em contato com a pele, o risco de provocar irritação é menor.

O QUE DEVO LEMBRAR DESTE CAPÍTULO

ACOMPANHAMENTO DAS ORIENTAÇÕES DO SEU MÉDICO

ORIENTAÇÃO MÉDICA	ACOMPANHAMENTO

XIII. QUADROS ANEXOS

ANEXO I – MEUS REGISTROS

I. CONSULTAS PERIÓDICAS DURANTE A GESTAÇÃO

Nº de gestações anteriores: Complicações nas gestações anteriores:			Última menstruação: Data provável do parto:
Data da consulta	Peso	Pressão arterial	Observações
1.			
2.			
3.			
4.			
5.			
6.			
7.			
8.			
9.			
10.			
11.			
12.			

II. DOENÇAS DURANTE A GRAVIDEZ

Dia	Mês de gestação	Diagnóstico	Exames[1]	Tratamento[2]

(1) Anotar todos os exames realizados.
(2) Anotar todo o tratamento médico recomendado.

ACOMPANHAMENTO DAS ORIENTAÇÕES DO SEU MÉDICO

ORIENTAÇÃO MÉDICA	ACOMPANHAMENTO

ANEXO II – REGISTROS DO BEBÊ

I. CRESCIMENTO (peso e altura)

Data	Idade	Altura (cm)	Peso (Kg)

Data	Idade	Altura (cm)	Peso (Kg)

II. CRESCIMENTO DO PERÍMETRO CEFÁLICO

Data	Idade	Perímetro (cm)

III. CRONOLOGIA DA DENTIÇÃO
Anotar a data e ordem da saída dos dentes

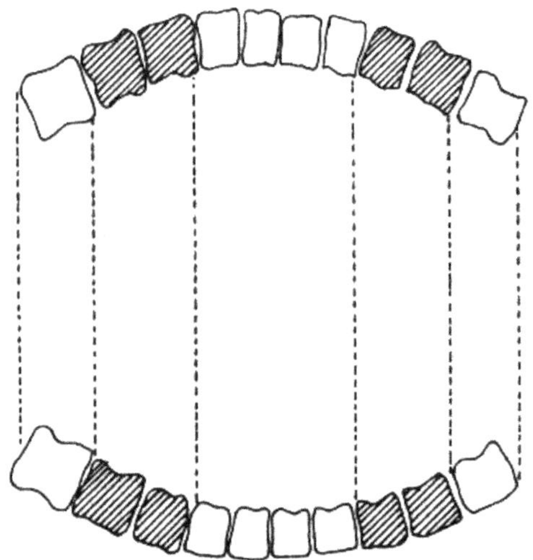

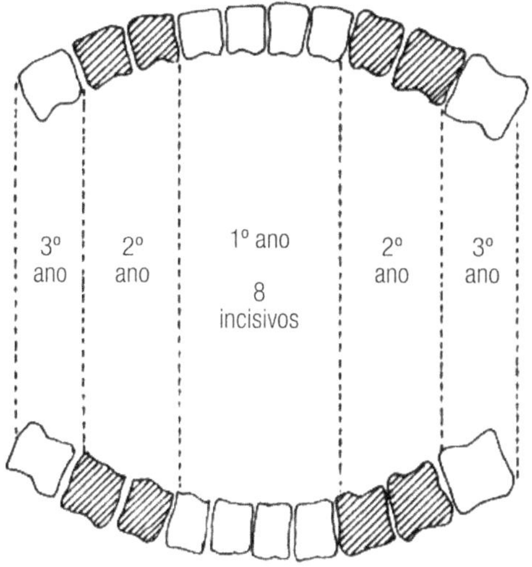
3º
ano
2º
ano
1º ano
8
incisivos
2º
ano
3º
ano

IV. DESENVOLVIMENTO ÓSSEO

Idade	Observações
Recém-nascido	
3 meses	
6 meses	
9 meses	
1 ano	
1 ano e 3 meses	
1 ano e seis meses	
2 anos	
2 anos e 6 meses	
3 anos	

V. DESENVOLVIMENTO PSICOMOTOR

A primeira vez que	data	idade	observações
Levantou a cabeça			
Sorriu			
Emitiu sons			
Segurou o chocalho			
Virou a cabeça			
Colocou o pé na boca			
Sentou			
Engatinhou			
Disse "ma-ma"			
Caminhou sozinho			
Apontou os olhos, o nariz			
Correu sem cair			
Pedalou o triciclo			

VI. CALENDÁRIO DE VACINAÇÃO

Colocar a data de cada vacinação no quadro adequado

IDADE VACINA	Ao nascer	1 mês	2 meses	3 meses	4 meses	5 meses	6 meses	9 meses	12 meses	15 meses
BCG-ID										
Hepatite B										
Tetravalente										
Poliomielite VOP										
Pneumocócica 10										
Rotavírus VORH										
Meningocócica C										
Febre amarela										
SCR										
DTP										

VII. DOENÇAS DO BEBÊ

Data	Idade	Diagnóstico	Observações

Data	Idade	Diagnóstico	Observações											

ACOMPANHAMENTO DAS ORIENTAÇÕES DO PEDIÁTRA

ORIENTAÇÃO MÉDICA	ACOMPANHAMENTO

XIV. BIBLIOGRAFIA

BALAGUER, I. *La guardería, una institución polémica*. Girona: Primer Congrés de pediatres de llengua catalana, pp. 191-195, 1978.

BERGES, J. *La relajación terapéutica en la infancia*. Barcelona: Toray-Masson, 1977.

BRAS MARQUILLAS, J.; RIPOLL BORREL, J.; WENNBERG BALL-LLOVERA, C. A.; *Una visió pediàtrica de les guarderies*. But. Soc. Cat. Pediatr., n. 45, pp. 249-260, 1985.

BRAZIS, E. et al.; *Com viatgen els nens en automòbil*. But. Soc. Cat. Pediatr., n. 42, pp. 49-51, 1982.

CALERA, A. M. *Atlas de Puericultura*. Barcelona: Jover, 1981.

CASTELLS CUIXART, P. *Guía práctica de la salud y psicología del niño*. Barcelona: Planeta, 1983.

CRUMIÈRE, C.; SATGE, P. *Vigilancia, cuidados de recién nacido normal: consejos para los padres*. Pediatría Rural, 1985. pp. 2708-2718.

CRUZ HERNÁNDEZ, M. *Pediatría*. Barcelona: Romargraf, 1981.

DEPARTAMENT DE SANITAT I SEGURETAT SOCIAL. *Generalitat de Catalunya. Consells de Puericultura*. Barcelona, 1986.

______. Generalitat de Catalunya. Direcció General d'Ordenació i Planificació Sanitària. *Manual de Vacunacions*. Barcelona, 1987.

______. Generalitat de Catalunya. Direcció General de Promoció de la Salut. *Manual de Prevenció dels accidents en la infancia*. Barcelona, 1984.

DEXEUS, S.; CARRERAS, J. M.; FERNÁNDEZ-CID, A. *El nascimiento de un niño*. Barcelona: Biblioteca Salvat de Grandes Temas, 1973.

FERRER, B.; VALVERDE, L. *Educación Sanitaria y lactancia materna.* Acta Pediátrica Española, a. 7, n. 45, pp. 389-395, 1987.

FOMON, S. J. *La nutrición del lactante.* Filadelfia: W. B. Saunders Company, 1974.

FUSTER MERCADÉ, J. J. *Tècniques de diagnòstic prenatal.* But. Soc. Cat. Pediatr., n. 44, pp. 169-174, 1984.

HANSON, L. A. et al.; *La lactancia materna como protección contra las gastroenteritis y otras infecciones.* Acta Pediátrica Scandinava, a. 5, n. 2, pp. 707-708, 1985.

JOANES, P. G. *Pediatría quirúrgica: clínica, diagnóstico y tratamiento.* Barcelona: Científico Médica, 1972.

KATCHER, A. L.; LANESE, M. G. *La lactancia en mujeres trabajadoras: una comodidad razonable en el lugar de trabajo.* Pediatrics, n. 19, pp. 209-212, 1985.

LEVI, J. *Gimnasia para tu bebé: despertar a la vida.* Barcelona: Daimon, 1985.

LLOYD-ROBERTS, G. C. *Patología osteoarticular en el lactante y en el niño.* Barcelona: Pediátrica, 1974.

MAIRESSE, A. M. *El niño y la succión del dedo.* Barcelona: Biblioteca de Psicología, 1981.

MANCIAUX, M. R. G. *Accidentes en la infancia: de la epidemiología a la prevención.* Acta Pediátrica Scandinava, a. 2, n. 2, pp. 175-183, 1983.

MARTÍNEZ PRADO, M. et al. *Alimentación en el primer año de vida.* Publicaciones Dietéticas Alter, 1987. pp. 247-280.

MINISTERIO DE LA EDUCACIÓN, DE LA SALUD Y DEL BIENESTAR. Estados Unidos de América. *La estimulación del lactante. Centro Internacional de la Infancia.* (Efectuado en ocasión del Año Internacional de la Infancia.)

______. Estados Unidos de América. *La estimulación de lenguaje e la inteligencia en los niños pequeños.* Centro Internacional de la Infancia. (Efectuado en ocasión del Año Internacional de la Infancia.)

MIRALBELL, E. *¿Sabemos ser padres?* Madrid: Magisterio Español SA, 1971.

MITCHELL, R. G. *Crecimiento y desarrollo del niño.* Barcelona: Pediátrica, 1975.

MORELLI, J. G.; WESTON, W. L. *Jabones y champúes en la práctica médica.* Pediatrics, n. 24, pp. 281-284, 1987.

NELSON, W. E.; VAUGHAN, V. C.; McKAY, R. J. *Tratado de Pediatría*. t. 1-2. Barcelona: Salvat, 1978.

NIXON, H. H. *Procesos quirúrgicos en pediatría*. Barcelona: Espaxs S. A., 1981.

NUBIOLA, P. *Per a quan s'és mare*. Barcelona: Librería Catalonia.

PÉREZ SOLER, A. *Mitos en Puericultura*. Barcelona: Médica y Técnica, 1979.

PICAÑOL, J. *Accidentes en la infancia*. Girona: Primer Congrés de pediatres de llengua catalana, 1978. pp. 101-182.

PLAZA MONTERO, J. *Puericultura*. Barcelona: Jims, 1979.

PRENATAL. *Guía infantil. Salud y seguridad, psicología, educación, ocio y cuestiones legales*. Barcelona: R. B. A.

PUIG ROIG, P. *Puericultura o arte de criar bien a los hijos*. Barcelona: Librería Subirana.

RIBÓ GOLOVART, M. A.; CASTELLA RIBÓ, M. A.; MAZA MONTERO, J. M. *Prácticas de nutrición infantil en el primer año y nivel de conocimientos de madre*. In: SOCIEDAD NESTLÉ. Premios de Nutrición Infantil. Barcelona, 1984. pp. 401-439.

RIPOLL, J. *La formació de les guardadores*. Girona: Primer Congrés de pediatres de llengua catalana, 1978. pp. 196-198.

ROIG RAVENTÓS, J. *Nociones de Puericultura*. Barcelona: Políglota, 1932.

SHULTZ-WILD, L.; MUÑOZ LÓPES, F. *La madre del niño*. v. 1-2. Barcelona: Enciclopedia Familiar de la Salud, 1972.

TOLEDO ORTIZ, F. Puericultura. *Higiene, educación y alimentación en la primera infancia (del nacimiento a los tres años)*. Barcelona: 1949.

TORRAS, E. *¿Qué es ser niño? Biblioteca Salud y Sociedad 21*. Barcelona: La Gaya Ciencia, 1977.

UCERO, M. J. *Puericultura básica. Primer año de vida*. Barcelona, 1982.

VALL, O. *Creciendo juntos. Los niños, nosotros y la salud*. Mallorca: Exmo. Ayuntamiento de Palma de Mallorca, 1980.

WENNBERG BALL-LLOVERA, C. A. *Alletament matern en un nucli urbà de població*. But. Soc. Cat. Pediatr., n. 195, pp. 382-394, 1979.

WOODRUFF, C. W. *La ciencia y el arte de la nutrición infantil*. Jama, 1978. pp. 621-626.